孕产健康

叶丽萍 刘 静 ◎ 主编

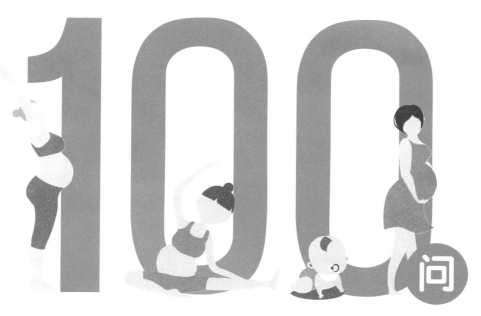

100 问

YUNCHAN JIANKANG

U0256778

上海大学出版社

图书在版编目（ＣＩＰ）数据

孕产健康 100 问 / 叶丽萍 , 刘静主编 . -- 上海 : 上海大学出版社 , 2024.8

（健康科普，你我同行）

ISBN 978-7-5671-4975-5

Ⅰ.①孕… Ⅱ.①叶… ②刘… Ⅲ.①孕妇－妇幼保健－问题解答②产妇－妇幼保健－问题解答 Ⅳ.① R715.3-44

中国国家版本馆 CIP 数据核字 (2024) 第 095336 号

责任编辑　陈　露 高亚雪
书籍设计　缪炎栩
技术编辑　金　鑫 钱宇坤

孕产健康 100 问

叶丽萍　刘　静　主编

出版发行　上海大学出版社出版发行
地　　址　上海市上大路 99 号
邮政编码　200444
网　　址　www.shupress.cn
发行热线　021-66135109
出 版 人　戴骏豪

印　　刷　江阴市机关印刷服务有限公司印刷
经　　销　各地新华书店
开　　本　890mm×1240mm 1/32
印　　张　4.5
字　　数　112 千
版　　次　2024 年 8 月第 1 版
印　　次　2024 年 8 月第 1 次
书　　号　ISBN 978-7-5671-4975-5/R·53
定　　价　58.00 元

编委会

序 言

　　母婴人群是健康生活方式宣传的重点人群，也是促进全生命周期健康的一个关键人群。《"健康中国2030"规划纲要》明确提出："实施母婴安全计划，倡导优生优育，继续实施住院分娩补助制度，向孕产妇免费提供生育全过程的基本医疗保健服务"。《2022年上海市妇幼健康工作要点》进一步提出，强化全方位全周期母婴安全保障，加强妇女儿童全生命周期健康管理。

　　DOHaD理论认为，生命初期1000天，即从受孕到分娩，直到两岁婴幼儿，是人体结构、器官、系统发育成熟的关键时期。孕产妇的生活方式，不仅影响自身健康，同时也影响胎儿的健康状况，加强孕产妇及其家庭母婴健康知识普及，促进母婴健康行为，对维护人群健康、减少医疗支出具有举足轻重的意义。

　　随着我国三孩生育政策的实施，经产妇的比例逐渐升高。经产妇的妊娠风险高于初产妇，特别是存在高龄、瘢痕子宫等高危因素时。由于先前的妊娠经验，经产妇对再次妊娠的知识储备不足，母婴保健意识不强。此外，新一代年轻父母

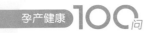

"少子化"呈现上升趋势，其健康观念和育儿风格的显著变化，对母婴健康管理提出了更高的要求，原本线下单一的健康教育模式难以满足孕产妇的需求，越来越多的孕产妇倾向于从网络获取母婴健康知识。面对新的挑战，医务人员积极投入医学科普中，建立多形式、多途径、全程化健康宣教体系，扩大母婴健康科普服务的辐射范围和辐射人群，让孕产妇共同享有优质可及的孕产期健康教育内容。

《孕产健康100问》以孕产期常见健康问题为切入点，围绕产前－产时－产后三阶段，以问答形式编写，且语言通俗易懂。全书配套图片和视频，视频以二维码扫码形式观看，几乎每个视频都在3分钟内，短小精悍，适合利用碎片化时间学习观看。希望本书能成为孕产妇及其家庭的母婴健康手册，提高孕产妇及其家庭对母婴健康知识的知晓率，促进孕产妇母婴健康行为，做到科学备孕、优生优育。

上海市优生优育科学协会（上海市妇幼保健协会）

助产适宜技术专业委员会

主任委员 黄群

2024 年 6 月

前　言

尊敬的读者：

　　非常荣幸能够为大家带来这本《孕产健康 100 问》。

　　妇女儿童健康是全民健康的基石，是衡量社会文明进步的标尺。随着生育政策的优化，我国母婴健康领域存在一系列挑战，如高龄产妇增多、孕产妇并发症和合并症增加、新生儿出生缺陷、孕产妇及新生儿营养、孕产妇心理健康等问题突出。目前的母婴健康比较注重围产期母婴的健康，包括孕期疾病的筛查、诊断和常规的孕期检查，孕前、孕早期、产褥期等重要阶段往往被忽视。居家阶段母婴健康管理主要集中在基层社区医院，社区母婴保健人员存在凭经验访视、保健内容不全、保健服务不到位等诸多问题，孕产妇及其家庭难以获取科学的母婴健康知识，这些问题均不利于孕产妇身心健康的维系及新生儿的健康成长。

　　为普及全生命周期的母婴健康知识，促进孕产妇及其家庭健康行为，让更多非医疗专业人员能够系统、全面了解产前 – 产时 – 产后的知识要点，提高母婴健康素养，由复旦大学附属闵行医院护理部牵头，邀请资深专家成立编写团队及审稿团队，立足母婴健康需求，以问答的形式编写本书。全书共100问，涵盖孕前优生、产前保健、产时护理、产后康复、新生儿护理等全生命周期母婴健康知识。内容通俗易懂，配套图片和科普短视频，几乎每个视频都在3分钟内，通过扫码的方式观看，便于读者利用碎片化时间学习。

本书的编委均有丰富的临床经验和科研背景，同时邀请妇产科领域著名专家审稿，保证了本书内容的权威性和可靠性。编委调研孕产妇及其家庭健康需求，查阅最新的权威资料，供需要进一步学习的读者参考和使用，促使孕龄妇女通过科学备孕、定期产检、控制危险因素等措施，提高母婴健康水平。

最后，衷心感谢大家对本书的支持和关注！如果本书能够在母婴健康方面对您有所帮助，我们将感到非常荣幸！

祝每一位孕妈妈安全度过孕期，祝每一位小天使快乐成长！

编者

2024 年 5 月

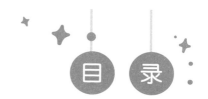

目　录

产前篇

孕前优生

1 备孕，你准备好了吗? /002
2 打了宫颈 HPV 疫苗，能否马上怀孕? /004
3 催乳素高影响怀孕吗? /004
4 哪些人适合促排卵? /005
5 孕前为什么要检查甲状腺? /006

孕早期

6 怀孕了，什么时候建卡? /008
7 为什么社区要建"小卡"? /008
8 如何计算预产期? /009
9 有早孕反应怎么办? /010
10 补充叶酸的最佳时机是什么时候? /011
11 产检要做哪些检查? /012
12 为什么每次产检都需要验尿? /014
13 什么是 NT 检查、唐氏筛查和无创 DNA 检测? /014
14 感冒吃药了，发现怀孕怎么办? /015
15 孕期怎么控制体重? /016

孕中期

16 什么是早产? /018

17 尿糖阳性是妊娠糖尿病吗? /019
18 怀孕后偶尔有宫缩反应正常吗? /019
19 孕期可以有性生活吗? /020
20 自己有胎心听诊仪,还需要到医院做胎心监护吗? /021
21 孕期进行运动有什么好处? /022
22 孕期可以旅行吗? /023
23 孕期哪些因素会导致胎儿畸形? /024
24 孕期要注意什么才有利于顺产? /025
25 二维和四维超声筛查有什么区别? /026
26 孕期如何正确补钙? /027

孕晚期

27 什么时候开始数胎动? /030
28 孕期一定要左侧卧位吗? /031
29 孕期沐浴要注意什么? /033
30 孕晚期怎么度过? /034
31 有子宫肌瘤可不可以直接剖宫产? /035
32 如何区分胎膜早破和漏尿? /036
33 糖尿病筛查的意义是什么? /037
34 孕晚期长妊娠纹,抹油有用吗? /038
35 脐带绕颈是不是很危险? /039
36 孕晚期出现什么情况要去医院? /040
37 害怕顺产宫缩痛,可以选择剖宫产吗? /042
38 孕期总是失眠怎么办? /042
39 抑郁症如何预防? /043
40 孕妇入院前要准备哪些物品? /044

产时篇

41 见红要马上入院吗? /048

42 羊水破了该怎么办? /049

43 顺产一定要会阴侧切吗? /050

44 怎样能够避免会阴侧切呢? /051

45 什么是导乐陪伴分娩? /052

46 真假宫缩如何区分? /053

47 生孩子有多痛? /054

48 如何缓解分娩疼痛? /055

49 无痛分娩能完全不痛吗? /057

50 什么时候能打上"无痛"? /059

51 无痛分娩对产妇和胎儿有什么影响? /060

52 脐带绕颈要剖宫产吗? /061

53 胎位不正想顺产怎么办? /062

54 胎盘可以拿回家吗? /063

55 想顺产要不要去助产士门诊? /064

56 择期剖宫产要做什么准备? /066

57 如何选择分娩方式呢? /067

58 产程是如何划分的? /069

59 关于终止妊娠时引(催)产你了解多少? /070

60 分娩过程中应该吃些什么? /071

61 宫缩时为什么不能大喊大叫? /071

62 产程中按时排尿有多重要? /072

63 什么是开指?为什么开十指才能生? /073

64 顺产的宝宝是怎样出生的? /074

65 顺产后会阴为什么会水肿? /076

66 新生儿早吸吮、早接触有多重要？ /076

67 产后卧位的选择及会阴切口如何护理？ /078

68 产后为什么还要在产房观察 2 小时？ /079

69 什么样的胎儿算是巨大胎儿？ /080

70 为什么产后肚子还痛？ /081

产后篇

产后康复

71 如何科学"坐月子"？ /084

72 产后恶露多久才能干净？ /086

73 静脉血栓栓塞症是什么？ /087

74 产后情绪波动真的是因为"作"吗？ /090

75 产后 42 天检查要做哪些项目？ /093

76 产后需要做盆底肌康复吗？ /094

77 当盆底肌出现问题时会有哪些表现？ /095

78 盆底肌锻炼，今天你做了吗？ /096

79 产后多久能行"羞羞之事"？ /098

80 产后避孕小知识有哪些？ /100

母乳喂养

81 母乳喂养的好处有哪些？ /102

82 如何判断宝宝是否吃饱了？ /103

83 哺乳姿势有哪些？ /104

84 如何判断宝宝含乳是否正确？ /105

85 如何识别宝宝的觅乳信号？ /105

86   如何避免乳头疼痛？   /106

87   预防乳头皲裂有哪些方法？   /107

88   乳头皲裂该怎么办？   /108

89   乙肝"大三阳"的宝妈能母乳喂养吗？   /109

90   妈妈感冒发烧了，可以继续母乳喂养吗？   /109

91   如何应对生理性奶涨？   /110

92   手挤奶的正确方法是什么？   /111

新生儿护理

93   新生儿的这些现象正常吗？   /114

94   新生儿如何晒太阳？   /116

95   如何保护"脐带君"？   /117

96   如何给新生儿沐浴？   /118

97   如何为新生儿做抚触？   /121

98   新生儿免疫接种的注意事项有哪些？   /124

99   新生儿吐奶该怎么办？   /126

100   如何为新生儿做排气操？   /127

产前篇

孕前优生

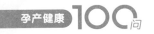

 1 备孕，你准备好了吗？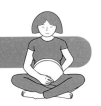

备孕是指怀孕前的准备工作。通过备孕将夫妻双方的身体状态调整到最佳的状态，有助于做到优生优育，降低胎儿畸形的风险，减少孕期不良反应。

对于妻子而言：首先要评估有无高危因素及基础性疾病，并采取恰当的干预措施；还有一些常规的检查，包括体重指数（body mass index，BMI）测算、血压测量、妇科检查、甲状腺检查，以及血常规、血型、尿常规、肝肾功能、传染病指标的检查，发现异常及时治疗和调理，否则不利于受孕或者不利于胎儿发育。

对于丈夫而言：最好提前半年戒烟、戒酒，避免吸入二手烟，作息要规律，同时保持心情舒畅，工作压力不能太大，营养均衡。平时还要适当运动，调整好身体，管理好体重和血压。

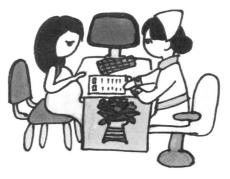

（1）一般提前3个月服用叶酸或含叶酸的复合维生素，可以降低胎儿神经管缺陷的发生概率。

（2）家里养了宠物可以提前做TORCH筛查，其中包括弓形虫、风疹病毒、巨细胞病毒、单纯疱疹病毒，以及其他病原体如梅毒、带状疱疹病毒、人类微小病毒B19等筛查。

（3）如果家族里有遗传病史：出生缺陷、不明原因癫痫、智力低下、肿瘤，需要到产前诊断中心做遗传病方面的咨询。

（4）备孕期间如果有不舒服，不要随意服药，一定要在医生指导下服药。

视频一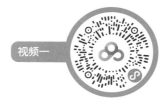

2 打了宫颈 HPV 疫苗，能否马上怀孕？

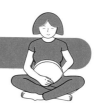

尚无证据证明意外暴露于人乳头状瘤病毒（human papilloma virus，HPV）疫苗会增加自发性流产和其他不良妊娠结局的风险。但是，建议孕期妇女或备孕妇女应推迟到妊娠期结束后再接种 HPV 疫苗。如果妊娠期不慎接种 HPV 疫苗，无须终止妊娠，可在医生指导下，分娩后再继续补充注射剩余 HPV 疫苗针剂。目前也没有证据表明，推迟到分娩后接种会降低 HPV 疫苗的保护效果。与按期接种相比较，分娩后推迟接种 HPV 疫苗对 HPV 感染的保护具有同等效益。

3 催乳素高影响怀孕吗？

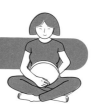

催乳素是一种激素，可以促进乳腺发育和分泌乳汁，当催乳素水平过高时，会影响卵巢功能，导致月经不规则、排卵障碍，甚至导致不孕不育、流产、胚胎停育等。

催乳素呈脉冲式分泌，除了有昼夜节律变化之外，还受到诸多外界因素的影响。催乳素检查前一天尽量保证休息好，第二天少量进食或者空腹，静坐半小时，上午抽血比较准确。

如果催乳素有异常可以去妇科专病门诊进一步咨询和治疗，控制好催乳素水平再备孕。

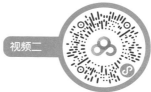

视频二

4 哪些人适合促排卵？

促排卵是通过药物促进多个卵泡的发育，增加受孕概率的一种方法。促排卵适用以下人群：

（1）有生育要求但持续性无排卵或稀发排卵的不孕患者。

（2）其他排卵障碍导致的不孕患者。

（3）黄体功能不足的患者。

（4）其他，如配合宫腔内人工授精治疗的卵巢刺激、不明原因的不孕症、轻型子宫内膜异位症的患者。

促排卵药不能自行使用，必须在专业医生的综合评估下方可使用。

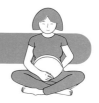

视频三

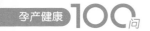
5 孕前为什么要检查甲状腺？

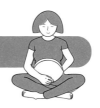

怀孕期间，孕妇的甲状腺功能会发生显著的变化，容易发生甲状腺功能亢进（简称为甲亢）、甲状腺功能减退（简称为甲减）、甲状腺结节和甲状腺癌。据调查，孕妇甲状腺疾病的患病率为 3% ~ 21%。甲状腺癌在妊娠期发病率高达14.4/10 万，并且发病率随着怀孕次数增加而增加。孕妇的临床甲减会损害宝宝的神经，影响智力发育，增加早产、流产、低出生体重、死胎和妊娠高血压等危险，必须提前预防和治疗。

在备孕前需要评估甲状腺情况，如出现甲状腺功能异常，需及时就医，把甲状腺功能指标控制在合适的范围，再计划怀孕。我们国家推荐备孕、孕期和哺乳期妇女每天要保证至少摄入碘 250 微克。一旦甲状腺功能异常，具体的饮食注意事项请咨询医师。

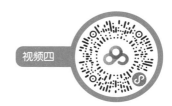

视频四

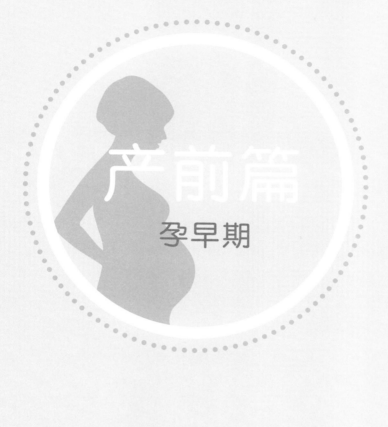

产前篇

孕早期

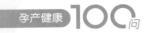

 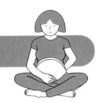

6 怀孕了，什么时候建卡？

由医院确认宫内妊娠，通过妇科超声检查确认宫腔内出现孕囊，且具有胎心搏动，就可以到医院建卡，俗称"大卡"。一般建卡需要带好夫妻双方身份证、确认宫内妊娠的检查单，根据医院门诊时间来建卡。建议在上午进行建卡，尽量空腹，以便完善相关化验检查，可准备一定量的食物，以防低血糖。到医院后可以直接现场挂产科门诊号或者在微信公众号上预约挂号就诊。

 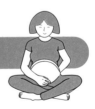

7 为什么社区要建"小卡"？

"小卡"是指社区建的《上海市孕产妇健康手册》。该手册是集孕产妇保健指导、孕妇自我观察和医院检查处理记录于一体的小册子。孕妇在医院确认妊娠后，12 周内及时前往居住地所在的社区卫生服务中心建立。

社区卫生服务中心有专门为所在区域孕产妇提供相应保健和健康宣教及指导的人员，"小卡"的建立可以使孕妇及早纳入孕产妇系统保健管理网络。社区卫生服务中心人员在孕妇产后提供上门指导，包括产褥期保健和母乳喂养等方面。

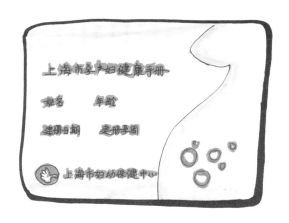

 如何计算预产期？
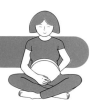

一般月经规律者的预产期以末次月经计算。按末次月经第 1 日算起，月份减 3 或者月份加 9，日数加 7，整个孕期共

约280日（40周）。例如，末次月经第1日是2023年4月13日，按公式计算，预产期是2024年1月20日。

如果孕妇之前月经不规律，或末次月经记不清，或哺乳期无月经来潮，可采用超声检查辅助推算预产期。妊娠早期（6～12周）超声检测胎儿顶臀长是估计孕周最准确的指标。

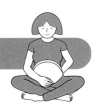

9 有早孕反应怎么办？

早孕反应是孕早期的正常现象。首先，孕妇应尽量放松，调整好心态，紧张焦虑的心情会加重早孕反应；其次，注意饮食，少量多餐，饮食要清淡、易消化、保证叶酸摄入量；最后，保证充足的睡眠时间。如果睡眠时间不足，也会影响孕妇的精神状态，加重早孕反应。

如果出现比较严重的孕吐现象，导致食物摄入不足，身体会分解大量脂肪来维持活力，可能出现脱水或者酸中毒，应及时到医院诊治补充糖、电解质，缓解孕吐的症状。

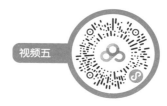

视频五

10 补充叶酸的最佳时机是什么时候？

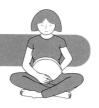

叶酸缺乏可增加胎儿神经管缺陷概率和早产的危险。根据《围受孕期增补叶酸预防神经管缺陷指南》推荐意见，鼓励无高危因素的备孕及孕早期妇女从可能怀孕或孕前至少3个月开始，每日补充 0.4 毫克或 0.8 毫克叶酸，直至怀孕满 3个月；对于经诊断存在神经管缺陷生育史的妇女、夫妻一方患神经管缺陷或男方既往有神经管缺陷生育史的妇女，建议从可能怀孕或孕前至少 1 个月开始，每日补充 4~5 毫克叶酸，直至怀孕满 3 个月。

若出现居住地为北方、饮食中绿叶蔬菜和新鲜水果占比小、血液叶酸水平低、MTHFR677 位点 TT 基因型、备孕时间

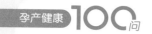
短的情况，可酌情增加叶酸补充剂量或延长孕前补充时间。在配合服用叶酸的基础上可多食用绿叶蔬菜和新鲜水果；同时，养成健康的生活方式，保持合理的体重增长。

 产检要做哪些检查？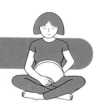

　　一般产检都是在医生指导下做各项检查。孕 6 ～ 13 周 +6 天，应建立孕期保健手册和建卡，并且本阶段产检项目较多，需要全面检查孕妇健康状况，比如肝肾功能、甲状腺功能、传染性指标、宫颈防癌筛查和肝胆超声等；孕 11 ～ 13 周 +6 天进行胎儿颈后透明层厚度（nuchal translucency，NT）筛查等；孕 12 ～ 22 周 +6 天完成无创 DNA 检测；孕 15 ～ 22 周完成中孕期唐氏筛查；孕 20 ～ 24 周进行大畸形筛查等；孕 24 ～ 28 周完成口服葡萄糖耐量试验；一般孕 34 周开始做胎心监测；孕 35 ～ 37 周做 B 族链球菌（GBS）筛查。以上列举的是一些重点检查项目，但每个人的身体状况和宝宝的发育状况不一样，产检时间和次数因此有所差异，医生会根据孕妇的实际情况在每一个阶段做相应的检查，孕妇要谨遵医嘱，按时产检，医生就能及时干预，让孕妇顺顺利利分娩健康的宝宝。

　　为了合理安排产检时间，减少等候时间，每次产检后，医生都会预约下一次的产检时间和检查项目，孕妇可以根据预约的时间，安排出行。到医院首先就是挂号，接着建议先去尿检，利用等报告的时间再去做超声检查、胎心监测等，把所有报告拿全了再给医生看，就一点都不耽误时间。

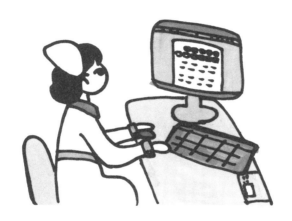

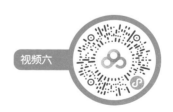

视频六

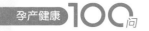

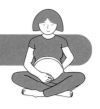

12 为什么每次产检都需要验尿？

验尿简单易行，通过验尿可以检查出孕妇的自身疾病，减少影响宝宝健康的不良因素。例如，尿蛋白阳性，提示有妊娠高血压、肾脏疾病的可能。尿糖或酮体阳性，需要进一步检查，以排除糖尿病的可能。如果在尿液中发现有红细胞或白细胞，可能有尿路感染，要引起重视。如果同时有尿急、尿频、尿痛等症状要及时治疗。孕妇产检验尿不必空腹，验尿前保持外阴清洁，留取清洁中段尿即可。

13 什么是 NT 检查、唐氏筛查和无创 DNA 检测？

NT 检查：指在孕 11 ~ 13 周 +6 天之间，通过超声来检测胎儿颈后透明层的厚度。如果 NT 增厚可能提示胎儿异常，特别是染色体异常，当然，不是所有 NT 增厚的宝宝都是有问题的，必须做下一步的检查进行判断。

唐氏筛查和无创 DNA 检测：都是唐氏综合征常规的筛查方法。通过化验孕妇的血液来判断胎儿患先天愚型、神经管缺陷的危险系数。无创DNA检测费用相对较高，但检出率更高，适宜的孕周也更广，假阳性概率更低。如果这两种检查结果都是高风险，就需要做羊水穿刺等进一步的检查。

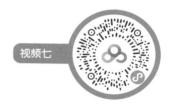

视频七

14 感冒吃药了，发现怀孕怎么办？

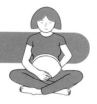

如果吃药后发现怀孕，首先查看药物说明书，确认该药物是否为孕妇禁用药物。

有的药物对于胎儿的发育影响较小，孕妇在服用此类药物后可以考虑继续妊娠，但需严密检测胎儿发育情况。比如各类维生素制剂及氨苄青霉素、头孢拉定、头孢曲松钠、林可霉素、红霉素等A类和B类药物。

有的药物对胎儿的发育影响较大，孕妇在服用此类药物后可能需及时终止妊娠。比如阿昔洛韦、泛昔洛韦，以及氧氟沙星、诺氟沙星等C类药物。

不是所有药物都对宝宝有影响，如果不小心吃了药，可以寻求专业医生的帮助。

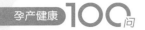

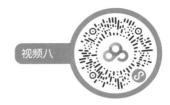

视频八

15 孕期怎么控制体重？

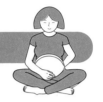

　　孕妇体重的控制很重要，同时也要关注体重增长的速度。孕期体重增长过快，胎儿可能会发育成巨大儿，增加难产和剖宫产率，还容易增加孕期并发症；孕期体重增长过慢也会导致胎儿生长发育受限，增加早产风险。整个孕期体重增长控制在 12.5 公斤左右，一般每周增长不超过 0.5 公斤。

　　孕妇可以在每天早上起床的时候，保持空腹，排空大小便后，记录好体重。孕期持续监测体重，督促自己及时调整。饮食方面尽量选择蛋白质、维生素含量较高的食物，控制脂肪及碳水化合物的摄入，低盐饮食，还要适当运动，这样整个孕期可以顺利控制好体重。

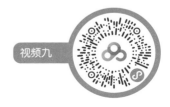

视频九

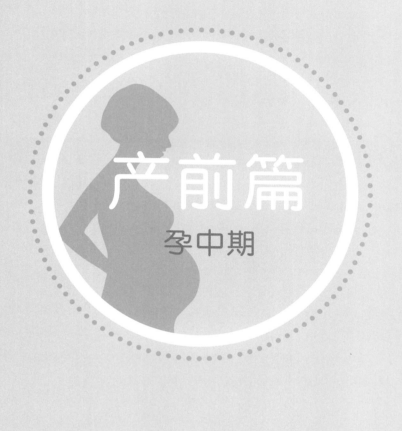

产前篇

孕中期

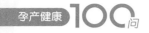
16 什么是早产?

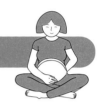

早产是指怀孕满 28 周至不足 37 周间的分娩。多数早产的孕妇有妊娠合并症和或妊娠并发症,如子宫畸形、子宫肌瘤等;另外,胚胎发育不良、胎盘位置低下、羊水过多、多胎都会诱发早产,还有环境因素、情绪刺激、不良习惯等也会诱发早产。

早产最常见的症状是下腹痛、下腹坠胀,刚开始是不规则的、轻微的,之后逐渐加重,并变得频繁有规律。有可能出现少量的阴道血性分泌物或阴道流液。孕晚期是宝宝体型增长最快的时候,子宫比较敏感,一些孕妇容易出现假性宫缩,这种宫缩是无痛性的、偶尔出现的无效宫缩,不会造成早产,需要注意分辨。

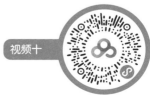

视频十

17 尿糖阳性是妊娠糖尿病吗？

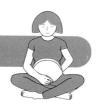

尿糖阳性不是检测糖尿病的"金标准"。怀孕以后，孕妇的肾血浆流量及肾小球滤过率均增加，但肾小管对葡萄糖的再吸收率不能相应增加，导致部分孕妇自尿中排糖量增加，就是说有的孕妇即使血糖正常，尿糖也会出现阳性。诊断妊娠糖尿病最可靠的方法是在妊娠 24 ～ 28 周时行口服葡萄糖耐量试验。

18 怀孕后偶尔有宫缩反应正常吗？

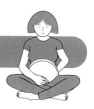

实际上，从孕早期开始，子宫就会出现不规律、无痛性收缩，并且多见于腹部下方，称为假性宫缩。这种宫缩是偶发性的子宫肌肉活动，具有稀发、不规律及无痛感的特点，不会引起早产。假性宫缩是由于子宫肌肉敏感性上升所致，因此好发于剧烈运动、腹部用力、情绪波动及夜间平卧时。一旦出现此类宫缩，应立即停止活动、平复情绪，等宫缩消失后再继续活动。若休息状态下宫缩仍不缓解，并且宫缩间隔逐渐趋于规律性，且疼痛程度加重，应尽快到医院就诊。

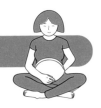

19 孕期可以有性生活吗？

美国妇产科医师学会认为，除非是妇产科医生或其他专业医生明确建议某些孕妇不要发生性行为，大部分健康的孕妇在整个怀孕期间可以有性生活。孕期安全满意的性生活，可以使孕妇保持心情愉悦，增进夫妻感情，稳定家庭关系，从而对妊娠和分娩产生积极的影响。

目前我国关于孕期性生活问题的研究尚少，但随着人们生活品质的提高，围生期保健也逐渐全面化及人性化，如果孕妇处于完全正常的状态，没有先兆流产或早产的症状，如没有出血、频繁宫缩、低置胎盘或前置胎盘等状况，在怀孕期间可以有性生活。每个孕妇情况不一样，具体可以咨询妇产科医生，不要怕难为情。

在孕期进行性生活时一定要注意力度，动作不要太剧烈也不要过于频繁。除此之外，一定要注意孕期的个人卫生，性生活前后清洗外阴部位，保持外阴部位的干燥和清洁，多穿透气性比较好的衣物，预防生殖道的感染。避免刺激乳头以免引发宫缩导致早产、流产，最好使用避孕套降低感染概率，避免采用直接压迫到腹部的姿势。

20 自己有胎心听诊仪，还需要到医院做胎心监护吗？

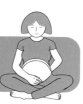

　　孕妇要注意，胎心听诊仪主要用于胎儿心率的瞬时监测，用于判断胎儿该时点下的胎心率。正常情况下胎心率为110~160 次 / 分。但仅通过胎心率来判断胎儿宫内状况是片面的。电子胎心监护是通过连续记录胎心率及宫缩变化来综合判断宫内胎儿情况，正确解读电子胎心监护对及时发现胎儿宫内缺氧，预防死胎，减少新生儿缺氧、酸中毒及防止脑性瘫痪具有重要意义。电子胎心监护通常由具有丰富产科经验的医生、助产士及产科护士进行解读，孕妇自己是无法判断的。因此孕妇在家中通过自数胎动判断胎儿是否存在宫内缺氧状况，比单纯听胎心更靠谱。

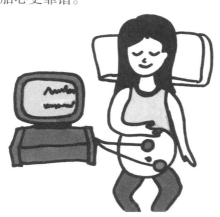

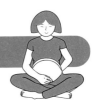

21 孕期进行运动有什么好处？

怀孕期间进行适当的运动，对胎儿的发育、孕妇的健康及生产都是非常有利的。孕期通过运动可以增强机体肌肉的力量，缓解疼痛，减轻关节水肿。通过运动可以增强孕妇产程和分娩时的体力，控制好孕妇及胎儿的体重，从而更好地促进自然分娩，减少剖宫产的概率。同时适当运动还可以改善孕妇的情绪，减少抑郁，缓解便秘，降低妊娠糖尿病、子痫前期、妊娠高血压等妊娠并发症的发生风险。

孕期比较推荐的运动有散步、快走、游泳、瑜伽、孕期体操等。从孕中期开始，每周还可以进行盆底肌肉的训练，比如凯格尔运动，可以降低尿失禁的风险。平时做一些力所能及的家务，也可以起到运动的效果。运动强度以自己运动后心跳加速，但没有疲乏感，身体微微出汗为标准。注意平时还要定期产检以排除一些运动的禁忌证，注意运动的安全性，要在专业的指导下进行运动。运动过程中一旦有不舒服要立即停止，及时咨询医生或到医院就诊。

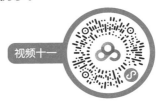

视频十一

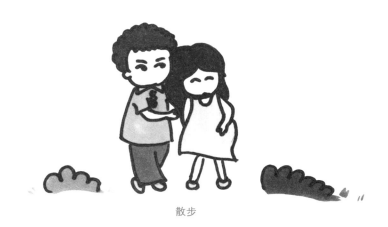

散步

 孕期可以旅行吗?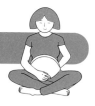

　　孕期是可以去旅行的，但在旅行之前最好咨询一下自己的产科医生，让医生帮你评估一下。孕期旅行最好安排在孕中期，避免会导致身体疲劳的长途旅行，孕晚期尽量避免乘坐飞机旅行，大多数航空公司规定孕晚期孕妇乘机需出具医生诊断证明。怀孕期间长时间乘坐飞机可能会导致静脉血栓形成的风险增加，此时正确穿着弹力袜可有效降低风险。飞机和火车上的卫生间空间都相对狭小，孕妇使用应注意安全。还要提醒的是，在出发之前，最好了解好沿途和目的地相关医院的情况、医院的地址和联系方式，一旦发生意外，可以直接去就诊。在出行时建议携带好记录有孕期情况的健康手册。

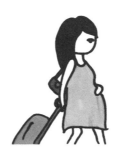

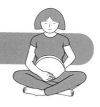

23 孕期哪些因素会导致胎儿畸形？

　　造成胎儿畸形的原因有很多，建议有准备、有计划地怀孕，孕期定期产检，控制体重的增长，减少妊娠并发症的发生，保持良好的情绪，可以有效降低胎儿畸形的概率。选择最佳的生育年龄，夫妻年龄越大，生育畸形儿的风险就越大。若孕妇年龄超过35岁，建议孕期要进行产前的诊断。如果夫妻双方或一方患有遗传性疾病或代谢性疾病，胎儿畸形的风险较大，因此一定要做好孕前和孕期的检查。避免环境污染，避免接触有毒有害物质，避免不必要的放射性检查。如果孕妇有慢性疾病，如甲状腺功能异常、糖尿病等，会有流产和胎儿畸形的风险，应及时告知医生。孕期用药一定要咨询医生，滥用药物会影响胎儿的生长发育。要改变不良的嗜好，如吸烟、酗酒。远离不健康的饮品，孕期不宜饮浓茶和咖啡。备孕期和孕期要尽量避免接触小动物，饭前要洗手，不吃生肉、生蛋。做到科学健康孕育，预防胎儿出生缺陷。

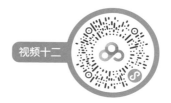

视频十二

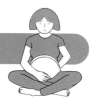

24 孕期要注意什么才有利于顺产？

分娩是一个正常自然的生理过程。自然分娩的产妇产后身体恢复快，还能避免剖宫产的许多并发症和后遗症。自然分娩使胎儿头部不断受挤压，刺激胎儿的呼吸中枢，有利于胎儿出生后建立正常的呼吸。影响分娩的四大要素包括产力、产道、胎儿大小及产妇精神。因此，在孕期一定要按时产检，营养均衡，适度运动，有效控制体重，避免孕期的并发症，并控制胎儿的大小。运动也能提高肌肉、关节的强度与柔韧性，为顺利分娩做好准备。运动形式包括孕期体操、散步、游泳、瑜伽等，但不能做剧烈运动。孕期要保持良好的情绪，可以通过看书、听讲座等各种途径学习分娩的相关知识，了解分娩的自然生理过程，做好分娩前的充分准备。还可以在孕期

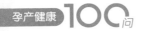

进行拉玛泽呼吸法的训练，可在分娩过程中正确运用，配合医生和助产士，有利于顺利分娩。

25 二维和四维超声筛查有什么区别？

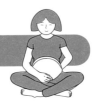

孕20～24周羊水量充足，胎动较好，这时候做中孕期常规胎儿超声检查（俗称大排畸），可以更准确地检查胎儿各个器官，发现胎儿是否有畸形的可能。大排畸是产检必查项目，二维超声和四维超声都是排查方法。二维超声是一个平面图；四维超声更加直观，是立体图，可以留下宝宝在妈妈肚里的第一张图像，但在临床诊断主要还是依赖二维超声。

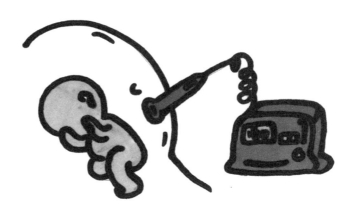

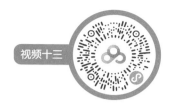

视频十三

26 孕期如何正确补钙？

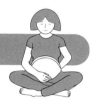

　　孕期补钙要讲究科学。孕早期是宝宝胚胎和组织器官形成的时期，此时孕妇对钙的需求量和一般非孕期女性一样，每天应摄入 800 毫克，不需要特别补钙。从孕中期开始，建议每天摄入 1000 毫克钙，包括钙片及各类奶制品，同时增加维生素 A 和维生素 D 的摄入，多运动，多晒太阳促进钙的吸收。

　　目前药店、超市有各种各样的钙片，其实，多数钙制剂的吸收率都差不多，重要的是看钙含量是否真实，生产工艺是否安全，选择有保障的品牌就可以了。

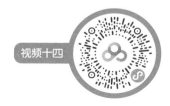

视频十四

产前篇

孕晚期

27 什么时候开始数胎动?

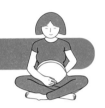

　　胎动是指胎儿在子宫腔里的活动冲击到子宫壁的动作。对于孕妇而言,通常会感觉宝宝踢自己的肚子。胎动一般在下午和晚上时更活跃。

　　胎动是妈妈与宝宝亲密联系的直接表现。一般从怀孕28周开始,孕妇可以通过数胎动来了解宝宝在肚子里的情况,及时发现宝宝有没有危险。现在有方便记录胎动的手机应用软件,也可以找一些豆子,用作胎动计数工具。从怀孕28周开始,每天数3次胎动,早、中、晚固定好时间,每次1小时。数胎动时既可以坐着也可以躺着,把双手轻轻放在腹部,静下心来体会。宝宝动一次记录一下,有时宝宝会有连续的一连串动作,中间只有短暂的间隔只能算一次。正常胎动每小时3~5次以上。如果1小时胎动不足3次则继续数1小时,2小时内胎动大于等于10次为正常。孕妇一旦发现12小时胎动小于10次,或者相较日常胎动过多或胎儿不动都提示着宝宝有缺氧的危险,记得要立即到医院就诊。

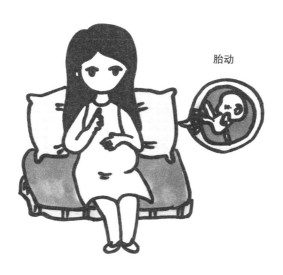

胎动

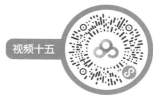

视频十五

 28 孕期一定要左侧卧位吗？

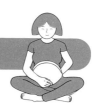

孕早期孕妇子宫还没有增大，睡觉体位可以根据个人喜好而定。孕中晚期，增大的子宫压迫下腔静脉，使静脉回心血量减少，心排出量减少，血压下降，易出现仰卧位低血压

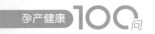
综合征。此时子宫供血量减少，胎盘血管压力增加，可能造成胎盘早剥。另外孕晚期增大的子宫呈轻度右旋，左侧卧位可改善胎盘供血量。因此建议孕妇在孕中晚期侧卧位休息，首选左侧卧位，或交替侧卧位休息。

左侧卧位建议 15° ～ 30°，不需要 90° 左侧卧位，长时间 90° 左侧卧位不仅难以维持，也不利于孕妇休息。孕妇睡觉的时候在右侧躯体下方垫一长枕头或"U"形枕头，这样睡觉更舒适。

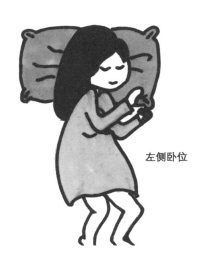

左侧卧位

29 孕期沐浴要注意什么？

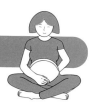

　　孕期汗腺、皮脂腺分泌旺盛，应经常沐浴，但在饥饿和饱食的状态下都不宜沐浴。沐浴时要注意安全，注意防滑。沐浴时间不宜过长，时间过长容易造成晕倒甚至胎儿缺氧。一般孕妇每次沐浴时间最好不要超过 15 分钟，以不出现头晕、胸闷为度。孕期沐浴应该选择淋浴，因为坐浴容易引起宫内外的感染导致早产。沐浴的水温不宜过高，一般建议孕妇沐浴的水温控制在 37 ～ 40℃之间。当热水使孕妇体温较正常体温升高 1.5℃以上就有可能会影响胎儿大脑发育，更不应该长时间用热水冲淋腹部。沐浴的频率可以依据平时的生活习惯、工作环境及身体状况来进行判断，只要身体条件允许，可以

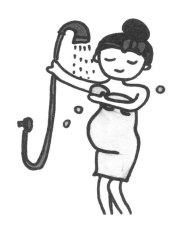

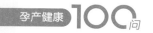

每天沐浴。洗后及时吹干头发，擦干身体，避免受凉。孕期
白带增加，应每日清洗外阴，以清水冲洗为好。

30 孕晚期怎么度过？

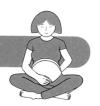

　　孕晚期是孕28周之后的一段时间，这个阶段的孕妇身体
变得沉重、行动不便，不少孕妇还会出现产前焦虑，因此，
孕妇需要在营养、运动、心情、生活等各方面调整自己的状态，
迎接宝宝的到来。

　　（1）储备体力迎接宝宝：孕晚期是宝宝发育的迅猛阶段，
因此营养的储备尤为重要。饮食要符合均衡自然原则，宜重
质不重量，食物种类多样，少量多餐。孕晚期适当增加鱼、禽、
蛋、瘦肉等优质蛋白质。每日增加20～50克红肉，每周吃1～2
次动物内脏或动物血制品以增加铁的摄入，另外每周最好食用
2～3次深海鱼类，补充必需脂肪酸的摄入。适当增加奶类的
摄入，每日至少摄入250～500克奶制品，适当摄入蔬菜水果。
孕晚期对钙的需求增加，可以在医生的指导下补充钙剂。

　　（2）适当运动控制体重：根据《孕前和孕期保健指南》，
不同孕妇应根据公式计算好自己的体重增加范围，将自己每
周、每月的增长目标制定好并控制好。孕晚期运动主要以轻
松的方式进行，比如做瑜伽、散步等。

表1 孕期体重增加范围标准

孕前体重分类	BMI（kg/m^2）	孕期体重增加范围（kg）
低体重	<18.5	12.5 ~ 18.0
正常体重	18.5 ~ 24.9	11.5 ~ 16.0
超重	25.0 ~ 29.9	7.0 ~ 11.5
肥胖	≥ 30	5.0 ~ 9.0

（3）孕晚期产检不能少：越到孕晚期，孕妇体内发生的变化越大，各种不适症状也会越明显，而这些变化是否正常需要通过产检来辨别。

 有子宫肌瘤可不可以直接剖宫产？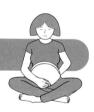

没有必要为了子宫肌瘤而去选择做剖宫产。子宫肌瘤是女性生殖系统最常见的良性肿瘤，孕期子宫的血供比较丰富，手术可能会额外增加各种风险，包括术后感染、大出血，甚至导致子宫切除等。能不能在剖宫产时摘除子宫肌瘤由医生通过评估肌瘤的大小、位置、数量、安全性来决定。大多数合并子宫肌瘤的孕妇是可以自然分娩的。子宫肌瘤不会影响子宫收缩，也不会阻碍顺产，只有少数人因为子宫肌瘤比较大，顺产风险高，又阻塞产道才需要做剖宫产。

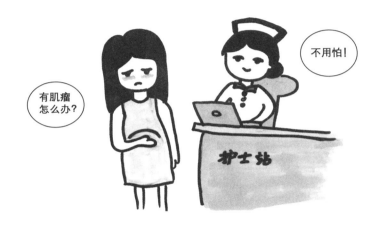

32 如何区分胎膜早破和漏尿？

诱因不同：胎膜早破多由羊膜腔压力升高、胎膜受力不均、生殖道感染、营养素缺乏、子宫畸形、胎位异常或多胎妊娠所致。漏尿多由尿潴留、分娩损伤或中枢神经系统疾病所致。

症状不同：胎膜早破的典型症状是孕妇感觉到有较多的液体从阴道流出，同时可能还会伴有体温升高、胎心率增快、子宫压痛等。而漏尿的症状主要是尿液漏出，尤其是在患者跳动、大声说话或剧烈咳嗽的时候，这种症状表现较为明显。

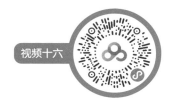

视频十六

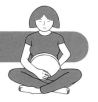

33 糖尿病筛查的意义是什么？

很多孕妇孕前血糖正常，怀孕时也可能会筛查出妊娠糖尿病。妊娠合并糖尿病属高危妊娠，对孕妇来说可能引起流产、妊娠高血压、感染、羊水过多、糖尿病酮症酸中毒等，对宝

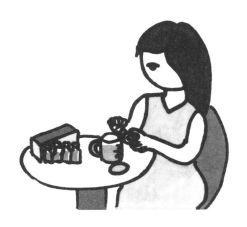

宝来说也很危险，会引起巨大儿、胎儿生长受限、胎儿神经和心血管的畸形，宝宝出生时容易发生呼吸窘迫综合征和低血糖。孕期糖尿病筛查一定记得做，早发现、早诊断、早治疗，孕妇和宝宝才能健健康康的！

口服葡萄糖耐量试验可以筛查妊娠糖尿病，一般在怀孕24～28周检查。

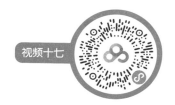

视频十七

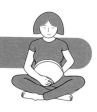

34 孕晚期长妊娠纹，抹油有用吗？

妊娠纹是发生在孕期的腹部皮肤膨胀纹，这是由于体重改变及肾上腺皮质激素、雌激素和松弛素水平升高，弹性纤维断裂收缩引起的。妊娠纹一旦形成是无法通过涂抹油类消除的。控制妊娠纹生长的最佳手段是控制孕期体重的增长速度，避免短时间内体重突然增加，同时维持适量的运动，提高毛细血管弹性。油类物质可提高皮肤湿润度，可以在一定程度上改善皮肤的扩张能力，减轻皮肤牵拉感，在涂抹预防妊娠纹的油之前应先了解成分，并咨询产检医生，以免影响宝宝健康。

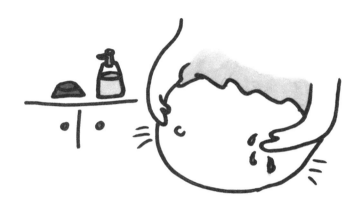

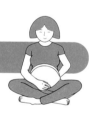

35 脐带绕颈是不是很危险？

脐带绕颈是很常见的现象。脐带可以在任何时候绕到胎儿颈部，绕好以后既可能持续存在，也可能随时绕出来。目前没有任何方法可以改变脐带绕颈的状况，孕妇要做的就是居家自数胎动，确认胎儿宫内状况良好。孕晚期还可以通过超声进行脐血流的监测判断胎儿早期缺氧的情况。在临产期，医生会严密监护。只要胎心监护正常是可以顺产的，如果胎心异常，此时医生会给予及时的处理。

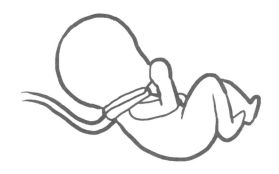

36 孕晚期出现什么情况要去医院?

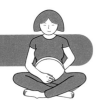

　　孕妇孕晚期出现以下几种情况，须及时到医院就诊。

　　（1）临产征兆：孕晚期随时都有可能生产，但在生产前都会有征兆，以下征兆一旦出现需要及时到医院待产。①有规律的宫缩，并且宫缩间隔为 5～6 分钟，痛感加剧，并有可能伴有腰酸、下腹坠胀感。②阴道见红，表现为少量粉红色或褐色阴道流血。出现这种情况不要紧，暂时不会分娩。如果阴道出血较多，达到或者超过月经量，考虑是否为病理性产前出血。常见病因有前置胎盘或者胎盘早剥，必须及时到医院就医。③破水，孕晚期突然发生阴道大量液体流出，像小便一样，而且自己无法控制，最大可能是胎膜早破。一旦破水，要尽量平躺，抬高臀部，呼叫救护车到医院，以防脐带脱垂，危及胎儿生命。

（2）胎动异常：临床常见胎动消失24小时后胎心消失，所以胎动异常要给予警惕。胎儿缺氧初期为胎动频繁，继而减弱及次数减少，进而消失。孕28周后胎动计数小于每2小时10次或减少50%者提示胎儿缺氧。

（3）自身身体异常：高热、头晕、头痛、呕吐、视物不清等。尤其是在孕晚期出现头晕、头痛、呕吐、视物不清最多见的原因是子痫前期。子痫前期对胎儿和母亲的生命健康均有严重的不良影响，因此应该立即就医，积极接受治疗。

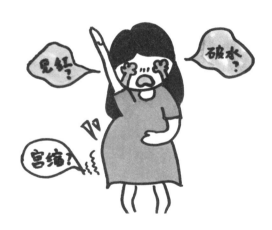

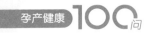

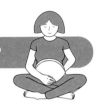

37 害怕顺产宫缩痛，可以选择剖宫产吗？

　　自然分娩是损伤最小、最理想的分娩方式。剖宫产只适用于有医学指征的孕妇，是不能进行阴道分娩产妇的另一种分娩形式。自然分娩出血量少，感染的概率小，产妇的身体恢复更快，而且自然分娩时，子宫收缩对胎儿形成适度的挤压，可以将胎儿呼吸道内的羊水排出，新生儿窒息和吸入性肺炎的发生率更低。而且分娩后宝宝可以立即与妈妈进行早期皮肤接触，促进新生儿保暖及母亲泌乳二期的启动。如果对阴道分娩疼痛感到恐惧，可以在孕晚期至助产士门诊进行咨询，接受关于产时分娩镇痛的相关健康教育指导，轻松度过自然分娩的过程。

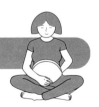

38 孕期总是失眠怎么办？

　　孕期失眠是困扰孕妇非常典型的生理问题。由于胃食管反流、孕期胎动、肌肉酸痛、夜尿、腿部抽搐等问题，1/4的孕早期及2/3孕晚期女性均出现不同程度的睡眠问题，包括睡眠碎片化、总睡眠时长减少、入睡后觉醒次数增多、深睡眠减少等现象。

对于孕期睡眠治疗，非药物治疗是最安全的方式。健康孕妇可通过创造适宜的睡眠环境（如保持卧室昏暗、凉爽、安静），选择舒适的睡姿，避免在午后摄入含咖啡因的饮食，控制日间睡眠时间，保持规律作息，日间进行适度的孕期体力活动，睡前避免使用电子产品，使用放松技巧（如进行深呼吸放松训练、冥想、渐进式肌肉放松训练等）来改善睡眠。

若孕妇接受上述睡眠卫生建议后，仍然难以获得良好的睡眠，则可以至睡眠专科进一步咨询，必要时可采取药物治疗。

39 抑郁症如何预防？

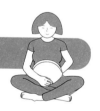

抑郁症状主要是情绪上的改变，还有思维迟钝、行动缓慢、自卑自责，对生活缺乏信心，睡不好，吃不下。抑郁症重在预防，孕妇需要多出门走走，适当户外运动，维持社交，保持愉快的心情。平时家人要多和孕妇沟通，耐心聆听孕妇的倾诉，给予心理支持。另外，孕妇非常需要家人，尤其是丈夫的陪伴。陪伴能消除孕妇的过分忧虑与信心不足，减轻自责或失落感。

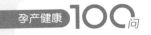

整个孕期家人都要加强对孕妇的关心与观察，发现异常时及时向医生求助。

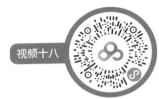

视频十八

 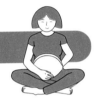

40 孕妇入院前要准备哪些物品？

证件类：孕产妇健康手册、自费就诊卡或医保卡、身份证、夫妻双方身份证复印件、上海市出生医学证明申领须知单。

母婴用品：孕妇出院时穿的衣服、防溢乳垫、全棉内裤、哺乳文胸、保暖帽子、保暖袜子、防滑拖鞋。

生活卫生用品：产妇卫生巾，产褥垫，牙刷，牙膏，漱口杯，毛巾，脸盆，弯头吸管，微波炉使用的碗、杯子、调羹、筷子，纸巾，湿纸巾，漱口水，手机充电宝，胎心监护带。别忘了哺乳用品：吸奶器、储奶袋、乳头修复膏。最后适量带些吃的，如巧克力、蛋糕等高热量食物及孕妇喜欢的食物。

宝宝用物：婴儿衣服、婴儿帽、袜子、包被。也可以给宝宝准备生活用品如小脸盆、小毛巾、纸尿裤、护臀膏、湿纸巾、小奶杯、口水巾。奶瓶、奶粉都不用带，宝宝一出生需要做好母乳喂养就足够了，如果医学原因不能母乳喂养，医院能够提供液态奶喂养。

视频十九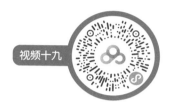

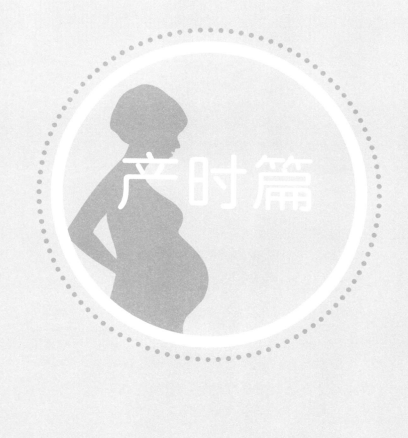

产时篇

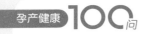
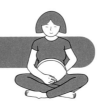

41 见红要马上入院吗？

见红是指分娩发动前 24 ~ 48 小时内，因宫颈内口附近的胎膜与该处的子宫壁分离，毛细血管破裂而致少量出血，血与宫颈管内的黏液相混合呈淡血性黏液排出。见红是分娩即将开始的比较可靠的征象。一般来说，见红是一种生理性的阴道流血，呈粉红色或褐色，也有可能是分泌物内混有一些血丝，量不会超过月经量。如果阴道流血较多，量达到或超过月经量，那就考虑是否是病理性产前出血，需要马上到医院就诊。

大多数孕妇见红后 24 ~ 48 小时内会发动产程，孕妇在见红时可以注意宝宝的胎动，做好分娩入院准备。

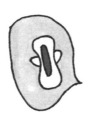

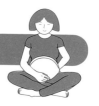

羊水破了该怎么办？

我们俗称的"羊水破了"就是胎膜早破，是胎膜在临产前自然破裂。孕妇会突然感觉有较多液体自阴道流出，并且当腹压增加时，阴道流液会增加。少数孕妇仅感到外阴较平时湿润。如果孕妇发现自己破水了，不要慌张，先平躺，在屁股下垫一些毛巾或枕头，形成头低臀高位，减少羊水的流出，同时记录破膜时间并注意胎动。这样到医院后，有助于医生选择正确的处理方式。

胎膜早破是比较可靠的临产征象，拨打"120"急救电话向急救中心呼救是最安全的方式，因为专业的转运床能减少移动，防止脐带脱垂的发生，并能以最快的速度安全到达医院。

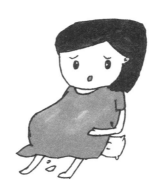

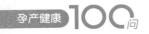

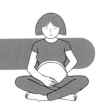

43 顺产一定要会阴侧切吗?

　　会阴侧切是产科临床常用的手术方法,目的是在阴道分娩时,扩大软产道出口,减少胎儿娩出阻力,便于施行助产手术,避免会阴严重裂伤,缩短第二产程,加快胎儿娩出,预防晚期盆底松弛综合征的发生。但现有的证据表明,常规会阴侧切并不能有效减少会阴严重撕裂的发生,而且侧切本身也会带来躯体创伤。因此我们不建议常规实施会阴侧切。若出现以下情况:产妇会阴条件差、预估胎儿过大、估计分娩时会阴严重撕裂不可避免、急产或母儿有病理情况亟须结束分娩时,医生才行会阴侧切。

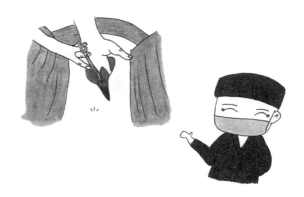

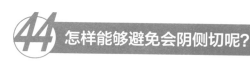 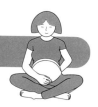

44 怎样能够避免会阴侧切呢?

　　会阴侧切是医生或助产士根据产程做出的人工干预的助产方式，会阴侧切不是常规的操作方法。为降低产妇在阴道分娩时实施会阴侧切的风险，建议一方面在确保母胎安全的前提下整个孕期有效管理体重增长，包括实施饮食管理和孕期体力活动；另一方面进行加强会阴弹性的训练，包括孕晚期在助产士指导下做盆底肌功能锻炼，改善会阴条件。此外，实施规范的产前检查了解自己的骨盆、胎位、宝宝大小情况，并在分娩过程中配合助产士，正确地呼吸和用力。孕期做到充分的健康管理，产妇就可以避免会阴侧切了。

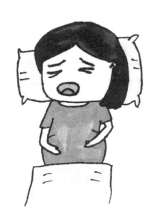

我不要侧切

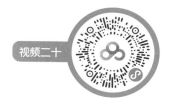

视频二十

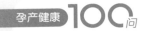

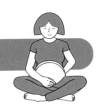

45 什么是导乐陪伴分娩？

　　导乐陪伴分娩是指在整个分娩过程中由一位经过专业培训的女性为产妇提供一对一、个体化的陪产服务。临床一般由具有丰富助产经验的高年资助产士承担导乐角色。导乐陪伴过程中为产妇提供生理上、心理上、感情上的支持，可以帮助产妇减少焦虑及恐惧的负性情绪，达到提升分娩信心的目的。导乐陪伴分娩可向产妇提供正常产程观察、异常产程识别及转介、产时支持性照护、出入量管理、疼痛管理等服务。产妇也可以根据个人需求选择家属陪伴，充分调动主观能动性，在轻松、舒适、安全的环境下顺利完成分娩过程。

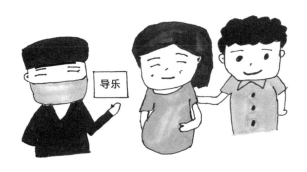

46 真假宫缩如何区分？

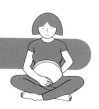

　　孕晚期由于子宫肌层敏感性增加，出现不规律宫缩，特点是宫缩频率不一致、持续时间短、间歇时间长且无规律；宫缩强度不会出现逐渐增强；夜间比白天出现频繁，宫缩仅引起下腹部胀痛；行走、休息或更换体位时宫缩缓解，一般俗称"假性宫缩"。

　　真性宫缩是指产程开始时，出现伴有疼痛的子宫收缩，主要表现为宫缩规律，并且间隔时间越来越短；疼痛持续时间越来越长；宫缩疼痛程度越来越强并伴有宫口扩大，胎头下降。

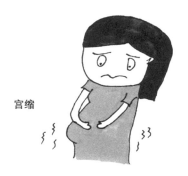

宫缩

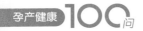

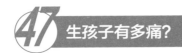 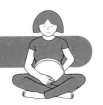

47 生孩子有多痛？

　　分娩疼痛是指尝试自然阴道分娩的产妇从产程开始至结束所感受到的疼痛，疼痛伴随分娩的全过程。大部分产妇认为分娩疼痛是其经历过最严重的疼痛，甚至会在分娩后永久性改变疼痛阈值。与其他任何病理性疼痛不同，分娩疼痛是一种很独特的疼痛，其特点多为痉挛性、压榨性、撕裂样疼痛；由轻、中度疼痛开始，随宫缩的增强而逐渐加剧；疼痛不只局限于下腹部，还会放射至腰骶部、盆腔及大腿根部。

　　临床上通常将疼痛分为 12 级。

　　1 级：察觉不到（如蚊虫叮咬）。

　　2 级：刚刚注意到（如打麻药）。

　　3 级：很弱的痛（如刀割伤）。

　　4 级：弱痛（如被人打耳光）。

　　5 级：轻度（如撞门上）。

　　6 级：中度（如肠胃炎、肚子疼）。

　　7 级：强痛（如棍棒殴打）。

　　8 级：剧烈痛（如痛经）。

　　9 级：很强烈的痛（如肩颈腰腿痛）。

　　10 级：严重痛（如断肢）。

11 级：剧烈的痛（如阑尾炎等内脏痛）。

12 级：难以忍受的痛（如分娩疼痛）。

分娩过程中个体对疼痛的感受和承受力差异巨大，疼痛的程度与个人体质、精神紧张程度、对疼痛的耐受程度等都有关，因此，产妇要调整好心态，增加对疼痛的耐受力，用坚强的毅力承受住"分娩之痛"。

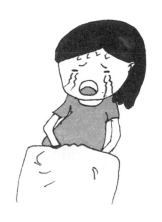

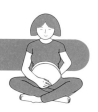

48 如何缓解分娩疼痛？

如果分娩疼痛的疼痛级别高、持续时间长，会对分娩造成不利的影响。产妇临产后有镇痛的需求，在排除各项禁忌证后，签署知情同意书，可由专业人员实施无痛分娩。

临床上产妇可采取非药物镇痛和药物镇痛。非药物镇痛法以心理疗法为主，如温馨的分娩环境，可以缓解产妇紧张的情绪；拉玛泽呼吸法，可以放松肌肉、转移疼痛，促进产程进展；自由体位，可以减少宫颈水肿，改善子宫收缩乏力，纠正胎位，改善子宫胎盘供血等；陪伴分娩，由家属或导乐给予情感支持和陪伴；使用分娩球，能够放松和减压；其他还有按摩、冷敷与热敷、经皮神经电刺激技术等方法。非药物镇痛不延长产程，但大多产妇在阵痛开始后因为疼痛难以忍受而失去控制，镇痛效果有限。

药物镇痛主要包括吸入麻醉、局部麻醉、静脉麻醉和椎管内麻醉等。

目前临床上使用最广泛、最可行的镇痛方法是椎管内麻醉，镇痛效果可靠，能有效减轻产妇的疼痛，使产妇得到充分的休息，可满足产钳和紧急剖宫产的麻醉需要，最快娩出新生儿。但椎管内麻醉技术含量高，是一项有创操作，需要由掌握麻醉专业技能的麻醉师来操作，当药物剂量和浓度选择不当时，会对产程及母婴造成不良影响。

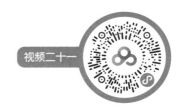

视频二十一

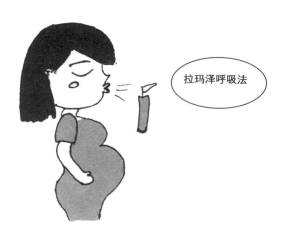

拉玛泽呼吸法

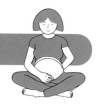

49 无痛分娩能完全不痛吗？

无痛分娩又称镇痛分娩，是指通过药物镇痛或非药物镇痛的方式使宫缩疼痛减轻或消失。它是由具有经验丰富的麻醉师在产妇背部硬膜外腔置入一根细导管，并由此注入镇痛药。因麻醉剂量低，可控性强，安全性高，不影响产妇躯体及意识活动，是临床使用最广泛的药物镇痛方式之一。

无痛分娩不是完全无痛，每个人的疼痛耐受程度不同，产生的疼痛体验也不尽相同，但能够产生的镇痛效果是确切的。如果把分娩疼痛分为 10 级，通过无痛分娩可以把疼痛降

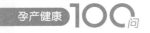

到 3 ～ 5 级，甚至降到 1 ～ 2 级。"一点都不痛"并不利于顺利分娩，保留可以耐受程度的宫缩痛，有助于助产士和医生判断产程的进展。

怎么还有感觉呢？

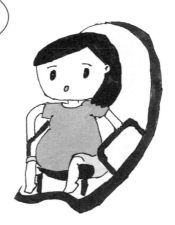

视频二十二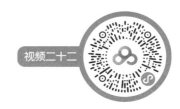

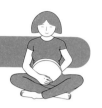

50 什么时候能打上"无痛"?

　　实施无痛分娩前，需做好产妇综合情况的评估，包括产程、有无高危因素、有无禁忌证、产妇接受度与感受度等。一般情况下，产妇临产，宫口开至 2 ~ 3 厘米，签署麻醉相关同意书后可以实施"无痛"。

　　实施无痛分娩的适应证：产妇自愿应用，经产科医生评估，可经阴道分娩或经阴道试产的产妇。禁忌证：产妇拒绝或不能合作、对麻醉药过敏、颅内占位性病变引起颅内压升高、穿刺部位皮肤或软组织感染、明显的凝血障碍、近期使用抗凝药物、未纠正的母体低血容量（如有出血情况）等。

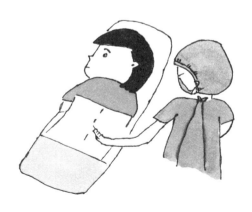

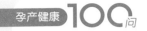
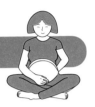

51 无痛分娩对产妇和胎儿有什么影响？

目前尚无证据表明无痛分娩对母胎结局有显著的不良影响。无痛分娩所使用的麻醉药物浓度是剖宫产的1/10，甚至更小。打了"无痛"反而能够优化宫内环境，减少产痛给产妇带来的身心折磨，使产妇在安全、舒适中度过分娩过程。

但无痛分娩仍会不可避免地引起一些不良反应，如增加恶心、呕吐、瘙痒和低血压等情况发生的风险。产妇不必过分担心与焦虑，不良反应的发生率较低，一旦出现不适，医务人员会及时处理。

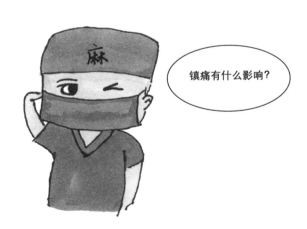

镇痛有什么影响？

脐带绕颈要剖宫产吗?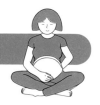

　　胎儿在宫腔内活动，有时候会把颈部、四肢或躯干和脐带缠绕在一起，称之为脐带缠绕，90% 为脐带绕颈，是超声检查中常见的一种诊断。一旦发现脐带绕颈的情况，先不要慌，大部分脐带绕颈不会对胎儿产生严重危害，因为脐带是有补偿性伸缩的，胎儿在子宫内感觉到不适，自己会不断调整姿势，如果超声检查诊断胎儿脐带绕颈，孕妇应在孕期做好自我胎动监测以确保及时发现胎儿宫内异常。

　　需要明确的是，单纯脐带绕颈并不会增加死胎风险，因此脐带绕颈不是剖宫产的绝对指征，大多情况诊断单纯脐带绕颈的产妇在密切观察产程进展、胎心正常情况下可以顺产。少数情况，如出现缠绕过紧、多圈缠绕、脐带打结等，影响胎儿血供，造成胎心率变化、胎儿窘迫等情况，医务人员会及时与产妇沟通，在医务人员的建议下选择其他分娩方式。

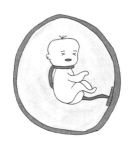

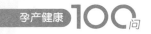
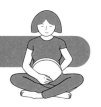

53 胎位不正想顺产怎么办？

胎位不正，包括臀位、横位、复合先露或头位不正等，好发于腹壁松弛的孕妇和经产妇。孕30周之前发现胎位异常，居家监测胎动即可，一般无须处理。因为此时的胎儿体积还小，孕妇子宫内羊水也多，宝宝在宫内的活动空间大，胎位摆的姿势还没有固定，随着孕周的增大会逐步纠正胎位。孕30周后，胎儿的位置基本固定，可在30～34周之间进行胎位纠正。

目前最常用的是采取膝胸卧位来纠正胎位不正。具体实施步骤：先解小便排空膀胱，松开裤腰带，安全地跪在平整的瑜伽垫上；双手贴住地面，双腿分开与肩同宽；使胸部和肩部尽可能贴近地面，脸偏向一侧；双膝弯曲，大腿保持与地面垂直90°；保持膝胸卧位的姿势10～15分钟，每天2～3次。每天坚持不懈地做，才有机会把宝宝胎位转正。若孕周达到36～37周仍未纠正胎位而孕妇阴道分娩意愿强烈的情况下，可咨询产科医生，经母胎评估安全后可实施外倒转术纠正胎位。

外倒转术是纠正胎位的方法，可应用于37周的单胎臀位孕妇，胎儿状况良好，无阴道分娩的禁忌证，有外倒转意愿，为外倒转的适用人群，主要由专业人员操作，在孕妇腹壁外部通过手法将胎儿从非头位转成头位，从而增加阴道分娩的机会。

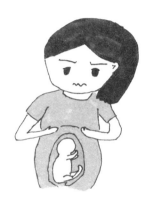

54 胎盘可以拿回家吗？

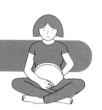

胎盘在胎儿娩出后即丧失其功能，根据我国相关规定，产妇分娩后胎盘归产妇本人所有，任何单位和个人不得买卖胎盘。胎盘处置方式有以下几种情况：

（1）自行处置本人胎盘。

（2）自愿放弃或者捐献本人胎盘，由接生医疗机构处置。

（3）如有医学检测结果阳性（如乙型肝炎、艾滋病、梅毒等），胎盘由接生机构按照《中华人民共和国传染病防治法》和《医疗废物管理条例》有关规定，进行消毒处理，并按医

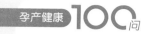

疗废物进行处置。此外，如果医生需要为胎盘做化验检查，也不能自行将胎盘带回。不管选择哪种胎盘处置方式，医务人员都会让产妇或者家属签字，告知胎盘的处置情况。

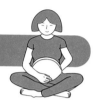

55 想顺产要不要去助产士门诊？

身为准妈妈的你，是不是一想到产房和分娩，脑海里会出现很多困惑。建议孕妇带着困惑和疑问到助产士门诊咨询，在那里你会得到专业的指导。

助产士门诊由有经验的助产士为孕妇们提供咨询服务。坐诊助产士必须具备相关资质和能力：拥有丰富的理论知识和工作经验、具备中级及以上护理专业职称、热爱助产工作、有责任心、具备良好的管理组织能力和沟通协调能力、具备《母婴保健技术考核合格证书》等。

通过门诊一对一、面对面交流，让准妈妈和准爸爸在产前得到各种孕产知识的专业指导和健康教育。服务内容包含：

（1）孕期保健常识指导：介绍自我监测胎动的方法和临产征兆，讲解自然分娩过程。指导孕妇养成良好的生活习惯，包括运动、饮食、睡眠、个人卫生等。

（2）孕期轻微不适的应对技巧：指导孕妇如何处理孕期

的尿频、腰酸背痛、水肿、腹部不适、便秘等情况。

（3）产前心理保健：帮助孕妇保持良好的心理状态，树立自然分娩的信心。

（4）教授分娩技巧，讲解入院时机。

（5）指导住院前的物品准备等事项。

（6）根据孕妇的个性化需求提供帮助和咨询。

（7）新生儿早期基本保健措施和母乳喂养指导。

助产士门诊可以帮助你提前认识助产士，减轻心理压力，减少分娩恐惧，通过对分娩过程进行个性化指导、与家庭成员共同制定分娩计划，解除恐惧心理，树立分娩信心，以真正快乐的心态顺利完成分娩过程，促进自然分娩，促进母乳喂养。

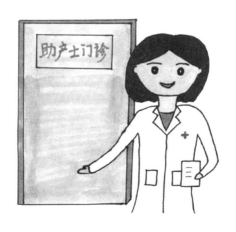

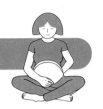

56 择期剖宫产要做什么准备？

择期剖宫产是指临产之前进行的剖宫产。产科医生综合评估母婴状况后择期手术日。那么在择期剖宫产前，要做哪些准备呢？

（1）完善术前准备，包括血、尿常规检查，生化检查，传染病筛查，超声检查，心电图等。

（2）术前一晚饮食要清淡、易消化，遵医嘱禁食、禁水，以免手术中发生呕吐，造成误吸，增加麻醉风险。

（3）术前配合护士留置导尿管。

（4）术前配合护士做好皮肤清洁的准备，避免感染。

（5）取下首饰、假牙等。

做好以上准备，我们一起迎接新生儿的诞生吧！

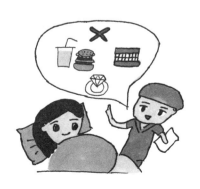

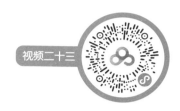

视频二十三

 如何选择分娩方式呢?

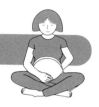

分娩是指胎儿离开母体,成为独立存在个体的过程。分娩方式包含自然分娩和剖宫产两种,孕妇们该如何选择呢?我们来了解一下吧!

那什么情况下产妇应该选择剖宫产呢?

(1)对于有子宫瘢痕史、头盆不称、产道异常、胎位异常及孕期有严重并发症及合并症的产妇,选择剖宫产更安全。

(2)在阴道试产过程中如果出现脐带脱垂、胎儿宫内窘迫等情况,需要尽快终止妊娠,果断选择剖宫产,迅速娩出胎儿,进行新生儿复苏。

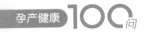
表2 两种分娩方式的优点和缺点

分娩方式	优点	缺点
自然分娩	①产妇分娩后恢复快，损伤小，住院时间短，初乳分泌早 ②有利于恶露排出，帮助子宫复原，减少产后出血 ③新生儿能更好地适应环境，经过产道的挤压，可以排出积存在肺间质里的羊水，降低新生儿湿肺的发生等 ④新生儿可以更多地获得免疫球蛋白，增强抵抗力。同时宝宝协调能力也会更好 ⑤有利于母乳喂养的建立 ⑥二胎的分娩方式不受影响	①产程需经历较长时间的阵痛 ②产后易引起盆底肌松弛
剖宫产	①产时痛苦小，不用承受宫缩疼痛 ②产程快，遇产妇严重并发症或胎儿宫内窘迫时可快速娩出胎儿	①产后恢复时间长 ②创伤性大，留下瘢痕 ③术后并发症多，再次妊娠易引起子宫破裂、瘢痕妊娠等 ④新生儿未经产道挤压易引起新生儿湿肺 ⑤不利于母乳喂养

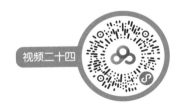

视频二十四

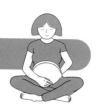

58 产程是如何划分的?

总产程即分娩全过程。从规律宫缩开始至胎儿胎盘完全娩出为止。临床上分为三个产程。

第一产程:又称宫颈扩张期。从规律宫缩开始至宫口扩张 10 厘米（宫口开全）。初产妇宫颈口扩张较慢，需 11 ~ 12 小时,不应超过 20 小时;经产妇宫口扩张较快,需 6 ~ 8 小时，不应超过 14 小时。

第二产程:又称胎儿娩出期。从宫口开全至胎儿娩出。初产妇需 1 ~ 2 小时，不应超过 3 小时;经产妇一般数分钟即可完成，也有长达 1 小时者，但不应超过 2 小时。

第三产程:又称胎盘娩出期。从胎儿娩出后至胎盘胎膜完全娩出，需 5 ~ 15 分钟,不应超过 30 分钟。

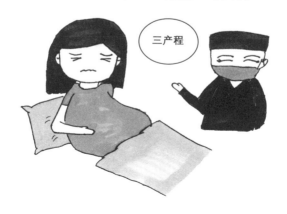

三产程

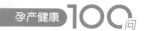
59 关于终止妊娠时引（催）产你了解多少？

催产：是在临产孕妇因原发或继发宫缩乏力，不能促进宫颈扩张或胎儿下降时，刺激子宫有效收缩所使用的医学手段，以此达到分娩的目的。

引产：通常由于各种原因胎儿不适合继续发育而终止妊娠的一种方式。

常用的引（催）产方法有：缩宫素静脉滴注、人工破膜术、子宫颈扩张球囊引产术。孕妇应该听从医生的建议，选择适合自己的引（催）产方法。缩宫素是最为常用的引（催）产药物，引产有效率大于90%。可单独使用，或与其他方法联合使用。

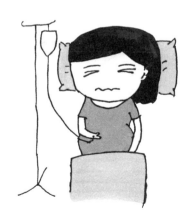

分娩过程中应该吃些什么？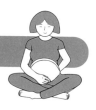

在没有高危因素的情况下，分娩过程中不限制饮食，根据产妇意愿适量摄入水分足、热量高、易消化的食物，以保证产妇体力。推荐食用这些半流质软食：烂糊面、小米粥、鸡蛋羹等。不宜吃油腻、蛋白质过多、需花太久时间消化的食物。

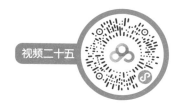

视频二十五

宫缩时为什么不能大喊大叫？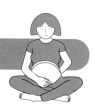

分娩疼痛属于正常的生理现象，宫缩时产妇应该尽量放松。如果大喊大叫会使产妇过度通气，耗氧量增加，血压中氧分压下降，胎儿动脉血氧分压也随之降低，会导致胎儿低氧血症和酸中毒，不及时纠正可能发生胎儿宫内窘迫，同时也会消耗产妇体力，发生肠胀气，不利于子宫颈扩张，影响产程进展。因此，在产程进展过程中可采取不同的镇痛方法，达到减少紧张和恐惧的目的。

深呼吸

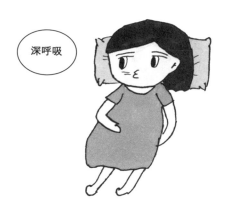

62 产程中按时排尿有多重要？

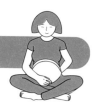

产程中强烈的宫缩或胎头压迫会导致膀胱肌麻痹，张力降低，产妇尿意减弱，而充盈的膀胱会影响宫缩及胎先露下降，因此每2～4小时应排尿一次。但也不宜太过频繁，以免造成宫颈水肿，影响产程进展。

63 什么是开指？为什么开十指才能生？

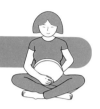

开指即宫口扩张，是指临产后在规律宫缩的作用下，宫颈管逐渐缩短直至消失，宫口逐渐扩张。临产前，初产妇的宫颈外口呈圆形，经产妇多呈"一"字形。临产后，子宫收缩及缩复向上牵拉使得宫口扩张。

因为胎头是胎儿身体的最大部位，也是通过产道最困难的部位，一般足月儿的胎头横径平均为9.3厘米，所以当宫口开到十指（10厘米）时，宫颈边缘消失，子宫下段及阴道形成宽阔筒腔，胎儿才能娩出。

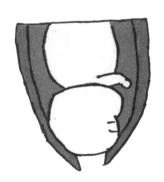

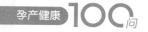

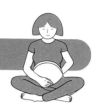

64 顺产的宝宝是怎样出生的？

　　胎儿通过衔接、下降、俯屈、内旋转、仰伸、复位及外旋转、胎肩娩出等一连串适应性转动，以其最小径线通过产道。下降贯穿分娩全程，是胎儿娩出的首要条件。

　　（1）衔接：胎儿双顶径进入骨盆入口平面，颅骨的最低点接近或达到坐骨棘水平，称为衔接。部分产妇在预产期前1～2周内衔接，经产妇多在临产后衔接。

　　（2）下降：胎儿沿骨盆轴前进的动作称为下降。下降贯穿分娩全程，并与其他动作同时进行。当宫缩时胎头下降，间歇时胎头又稍退缩，因此胎头与骨盆之间的相互挤压也呈间歇性，这样对母婴均有利。初产妇因宫口扩张缓慢，软组织阻力大，胎头下降速度较经产妇慢。观察胎头下降程度是临产判断产程进展的重要标志。

　　（3）俯屈：胎儿在通过产道时会将下巴尽量靠近前胸，有利于胎头继续下降。

　　（4）内旋转：胎儿继续下降遇到阻力时，会自发完成内旋转，从而向阻力小、部位宽的地方继续前进。

　　（5）仰伸：胎头完成内旋转后，俯屈的胎头即达到阴道口，借助于宫缩腹压，将胎头娩出。

（6）复位及外旋转：胎头娩出后，为使胎头与胎肩恢复正常的解剖关系，也为了使胎儿更舒服，胎头枕部向母体左外旋转 45° 称为复位。胎肩在盆腔内继续下降，前肩向前母体中线旋转 45° 时，胎儿双肩径转成与骨盆出口前后径相一致的方向，胎头枕部需在外继续向母体左外侧旋转 45° ，以保持胎头与胎肩的垂直关系，称外旋转。

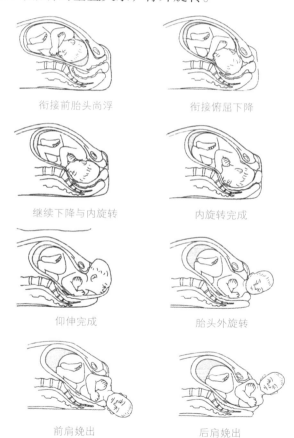

衔接前胎头尚浮　　　　　　　衔接俯屈下降

继续下降与内旋转　　　　　　内旋转完成

仰伸完成　　　　　　　　　　胎头外旋转

前肩娩出　　　　　　　　　　后肩娩出

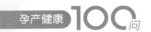

（7）胎肩及胎儿娩出：外旋转后，先娩出胎儿的前肩，紧接着娩出后肩，随之娩出身体及下肢，此时胎儿完全从产妇阴道娩出。

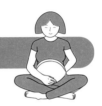

65 顺产后会阴为什么会水肿？

顺产后会阴水肿主要是由于胎头长时间压迫会阴、阴道等部位，导致肌肉疲劳、弹性降低、僵硬、血液循环差，局部组织张力变高，进而压迫到神经、血管、淋巴，引起水肿并伴有一定程度的疼痛。一般轻度水肿，可于产后2～3天可自行消退。若水肿严重可遵医嘱使用硫酸镁湿敷，以达到活血化瘀、消热解毒及散肌消肿的目的。

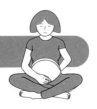

66 新生儿早吸吮、早接触有多重要？

新生儿早吸吮、早接触是指产妇分娩后，在断脐半小时内将新生儿裸体放置于母体胸前，使母婴皮肤接触，同时使新生儿吸吮产妇乳头。这一行为对产妇与新生儿均有利。

　　对于新生儿：①提供营养、促进发育。母乳中所含的各种营养物质有利于新生儿的消化吸收。②提高免疫力、预防疾病。母乳中含有多种免疫活性细胞和丰富的免疫球蛋白。可预防新生儿腹泻、呼吸道和皮肤感染的发生。③促进新生儿面部肌肉正常发育。④有利于母婴建立感情。

　　对于产妇：①预防产后出血。吸吮刺激机体缩宫素分泌，促进子宫收缩，减少产后出血。②避孕。哺乳推迟月经复潮及排卵，有利于避孕。③降低癌症风险。母乳喂养可以降低母亲乳腺癌、卵巢癌的风险。

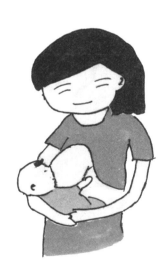

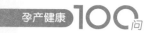
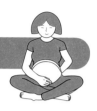

67 产后卧位的选择及会阴切口如何护理?

顺产产妇若为侧切伤口则尽可能平卧或健侧卧位,减少恶露浸润伤口的机会,避免伤口感染,若为撕裂伤口,以产妇舒适为主。剖宫产产妇可以平躺或侧卧。

会阴切口的护理:

(1)产后应保持会阴清洁、干燥,及时清洗会阴,勤换内裤,卫生巾每2~3小时更换一次,或根据恶露量及时更换。

(2)洗澡时避免盆浴,建议淋浴,防止受凉。

(3)每日观察伤口周围有无渗血、渗液、血肿、红肿及分泌物情况。

(4)会阴切口疼痛剧烈或有肛门坠胀感时,应及时告知医生,以排除阴道壁及会阴部血肿。

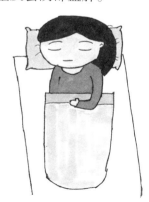

产后为什么还要在产房观察 2 小时？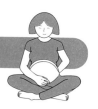

　　很多产妇会有疑问，为什么生好后还要在产房观察 2 小时？这是因为胎盘娩出后 2 小时内是发生产后出血的高危期，有时被称为第四产程，约 80% 的产后出血发生在这一时期。因此分娩结束后，产妇需继续在产房内监测生命体征、子宫收缩、宫底高度、阴道出血量、膀胱充盈情况、会阴及阴道有无血肿等，发现异常及时处理。只有产后 2 小时无异常才会将产妇和新生儿送回病房继续观察。

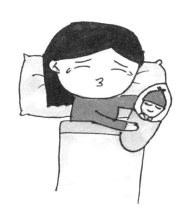

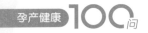

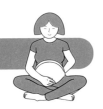

69 什么样的胎儿算是巨大胎儿？

目前在我国，巨大胎儿指胎儿体重达到或超过 4000 克，欧美国家定义为胎儿体重达到或超过 4500 克。近年来，因营养过剩致出生的巨大胎儿有逐渐增多趋势，巨大胎儿的发生率增加较快，国内发生率约为 7%，国外发生率约为 15.1%，男胎多于女胎。

巨大胎儿的高危因素：①孕前体重指数为超重或肥胖；②妊娠合并糖尿病；③经产妇；④父母身材高大；⑤高龄产妇；⑥有巨大胎儿分娩史；⑦其他因素。

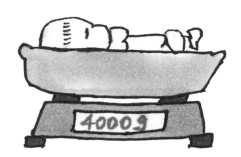

70 为什么产后肚子还痛？

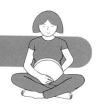

产后肚子疼痛是子宫复旧的过程。成年女性未孕状态时子宫正常重量为 50 ~ 70 克。孕期子宫会随着胎儿的增长逐渐变大。分娩后，增大的子宫借助宫缩逐渐缩小，胎盘娩出后子宫圆而硬，宫底在脐下一指，产后第 1 天略上升至平脐，以后每日下降 1 ~ 2 厘米，至产后第 10 天降入骨盆腔内。同时胎盘剥离面也需要借宫缩来恢复。当宝宝吸吮母乳时，反射性引起神经垂体分泌催产素，促进子宫收缩诱发疼痛。因此产后仍然会有肚子痛的情况发生，属于正常现象。

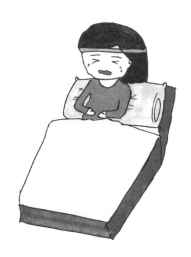

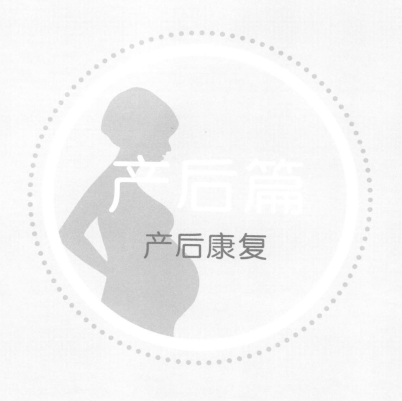

产后篇

产后康复

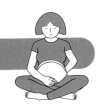

71 如何科学"坐月子"？

月子期间就是医学上的产褥期，是指产妇胎盘娩出后至全身各器官（除乳腺组织外）恢复至正常未孕状态所需要的一段时间，一般为 6 周，所以"坐月子"一般为 42 天左右。

（1）产褥期的运动：因妊娠和分娩造成盆底肌损伤，产褥期间应避免负重劳动或蹲位活动，以防止子宫脱垂。产褥期运动的启动时机以伤口不感到疼痛为宜，一般于产后第 2 天开始。产后健身操可促进腹壁、盆底肌恢复，避免腹壁皮肤过度松弛，预防产后漏尿、性交痛等盆底功能障碍性疾病的发生。根据产后身体恢复情况，运动循序渐进展开，运动强度由低至高，运动时间逐步延长，每 1 ~ 2 天增加 1 节健身操内容，每节做 8 ~ 16 次，可持续锻炼至产后 6 周。

（2）产褥期的饮食：饮食要能够辅助产妇身体的恢复，支持乳汁的分泌，应平衡膳食，注意食不过饱，避免产后体重增加过多。

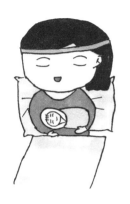

　　饮食上应增加优质蛋白质、维生素 A 及碘的摄入。与孕前相比，要增加蛋、鱼和畜禽瘦肉三类食材的摄入，建议每周食用 1 ~ 2 次动物肝脏（如猪肝或鸡肝），每周食用 1 ~ 2 次鱼类（最好是海鱼），每周食用 1 次海带、紫菜、裙带菜等藻类。

　　产褥期平衡膳食的食物构成及摄入量可参照《中国哺乳期妇女平衡膳食宝塔》。

　　产褥期妇女应少喝过于油腻的汤，忌烟、酒，避免接触一手或者二手烟，避免饮用过浓的茶水和咖啡。

　　（3）产褥期的卫生：因产妇代谢水平下降，机体需排出体内潴留水分，故出汗较多。应勤擦身，勤换衣，保持会阴清洁，勤换卫生巾，大小便后及时用温开水清洗外阴及肛门，擦洗时应注意从前往后擦（即从会阴处到肛门）。

　　产后体力恢复后即可淋浴，剖宫产术后 1 ~ 2 周伤口恢

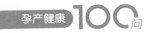
复后可淋浴（42天内宜洗淋浴，避免盆浴）。注意手部卫生及口腔卫生，使用软毛牙刷，早晚用温水刷牙，动作宜轻柔。

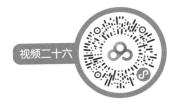

视频二十六

72 产后恶露多久才能干净？

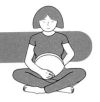

　　恶露指含有血液、子宫蜕膜分泌物组织等从阴道排出。正常情况下，女性产后恶露需要4～6周才能排干净，但具体时间需要因人而异。只要出血量日渐减少，恶露没有腥臭味，也没有下腹疼痛、发热等症状，产妇就无须担心。

表3 恶露分类

恶露分类	持续时间	颜色
血性恶露	持续3～4天	鲜红色
浆液性恶露	持续10天	淡红色
白色恶露	持续3周	白色

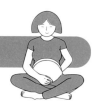

73 静脉血栓栓塞症是什么？

　　静脉血栓栓塞症主要包括深静脉血栓形成和肺栓塞。孕期及产褥期妇女静脉血栓栓塞症的发生、发展与这时期特殊的生理和解剖学变化密切相关。这些变化包括雌、孕激素水平升高，凝血系统的改变，血小板功能活化，血液瘀滞，血管损伤，子宫增大压迫下腔静脉和盆腔静脉，孕期和产后活动能力下降等。以上改变使机体具备了静脉血栓栓塞症形成的"三要素"（高凝状态、血流速度缓慢、血管壁受损），从而增加了血栓栓塞性疾病发生和发展的风险。

　　深静脉血栓是最"沉默的杀手"，具有高发生风险、高致死残率、高漏诊率的特点。深静脉血栓形成是指血液在深静脉内不正常凝结，像塞子一样堵住血管通路，引起的静脉回流障碍性疾病，常发生于下肢，少数见于肠系膜静脉、上肢静脉、颈静脉或颅内静脉系统。若血栓脱落阻滞于肺动脉则会导致肺栓塞。

　　约90%的孕期及产褥期深静脉血栓形成发生在左下肢，并且以髂静脉和股静脉为主。多数深静脉血栓形成早期无症状或临床表现缺乏特异性。最早和最常见的临床表现为患侧下肢疼痛、肿胀，伴或不伴皮温升高和红肿。一旦患侧的小腿围与

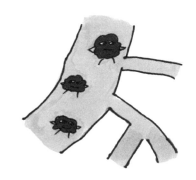

对侧相差大于 2 厘米时，应高度警惕深静脉血栓形成的发生；少数患者出现颈部胀痛、头痛、意识淡漠等神经系统症状，要警惕颈静脉和颅内静脉系统的栓塞；多数肺栓塞症状不典型，临床表现具有多样性，缺乏特异性。其中，呼吸困难最常见，其次为胸痛、咳嗽、发绀及下肢疼痛、肿胀，少见休克、晕厥及心律失常。一旦确诊肺栓塞，产妇死亡的风险极高。

产妇发生深静脉血栓形成、肺栓塞的风险及因静脉血栓栓塞症导致的死亡率均明显高于正常人群，必须得到重视和预防。

第一，产后及术后应尽早开展床上活动，适当抬高腿部（20°～30°）以利于静脉血液的回流，如无禁忌证应鼓励早期下床活动。

第二，饮食上宜进食清淡，建议食用低脂富含纤维的新鲜水果、蔬菜，多饮水，保持大便通畅，以防止因便秘导致腹压增高，影响下肢静脉回流。

第三，进行踝泵运动，以踝关节为中心，通过小腿比目鱼肌和胫骨前肌规律收缩和伸长起到泵的作用，从而加速下肢静脉血液流动，缓解血液瘀滞状态，降低深静脉血栓形成的风险。具体实施踝泵运动如下：

第一节：足背屈伸动作。躺或坐在床上，下肢伸展，大腿放松，缓缓勾起脚尖，尽力使脚尖朝向自己，至最大限度时保持 10 秒，然后脚尖缓缓下压，至最大限度时保持 10 秒，然后放松，这样一组动作就完成了。稍作休息后可进行下一组动作。反复地屈伸踝关节，双腿交替进行或同时进行，最好每日锻炼 3 ~ 4 次，每次 20 ~ 30 组。可根据自身的活动耐受能力适当调整活动时间和频次。

第二节：环绕动作。躺或坐在床上，下肢伸展，大腿放松，以踝关节为中心，足做 360° 旋转。尽力保持动作幅度最大，双腿交替进行或同时进行，最好每日锻炼 3 ~ 4 次，每次 20 ~ 30 组。可根据自身的活动耐受能力适当调整活动时间和频次。

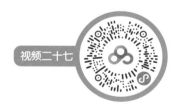

视频二十七

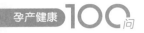

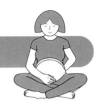

74 产后情绪波动真的是因为"作"吗？

分娩后，女性体内的激素会迅速下降，引起情绪波动。同时新社会角色的产生造成产妇适应不良，加重情绪改变，表现为莫名的伤心、难过、焦虑不安，部分产妇还会发展为产后抑郁症。

当产妇出现这些症状时，可用患者健康问卷抑郁分表（PHQ-9）测评一下。

表4 PHQ-9

在过去的两周内，以下情况烦忧您有多频繁？

序号	项目	评分			
		完全不会	好几天	一半以上的天数	几乎每天
1	做事时提不起劲或没有兴趣	0	1	2	3
2	感到心情低落，沮丧或绝望	0	1	2	3
3	入睡困难，睡不安稳或睡眠过多	0	1	2	3

（续表）

序号	项目	评分			
		完全不会	好几天	一半以上的天数	几乎每天
4	感觉疲倦或没有活力	0	1	2	3
5	食欲不振或吃太多	0	1	2	3
6	觉得自己很糟糕或觉得自己很失败，或让自己或家人失望	0	1	2	3
7	对事物专注有困难，如阅读报纸或看电视时	0	1	2	3
8	动作或说话速度缓慢到别人已经察觉，或正好相反，烦躁或坐立不安、动来动去的情况更胜于平常	0	1	2	3
9	有不如死掉或用某种方式伤害自己的念头	0	1	2	3

计算各项总分，按照总分分类。

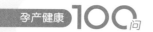
表5 PHQ-9 结果评估

分值	结果分析	治疗建议
0 ~ 4 分	无抑郁	无
5 ~ 9 分	轻度抑郁	观察等待，随访时重复 PHQ-9
10 ~ 14 分	中度抑郁	根据临床诊断制订治疗计划，考虑咨询、随访和 / 或药物治疗
15 ~ 19 分	中重度抑郁	积极的药物治疗和 / 或心理治疗
20 ~ 27 分	重度抑郁	立即首先选择药物治疗，若症状严重或对治疗无效，建议咨询精神疾病专家，进行心理治疗和 / 或综合治疗

产后抑郁常于产后两周内发生，精神症状呈进行性加重，在产后 4 ~ 6 周精神症状最重，因此当产妇出现以上问题时，并不是她们矫情，更不是"作"！通常这种情绪的变化随着激素水平的平稳、妈妈角色的适应，会逐渐消失。但产妇始终无法调整好自己的情绪，一定要及早寻求专业医生的帮助。

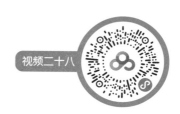
视频二十八

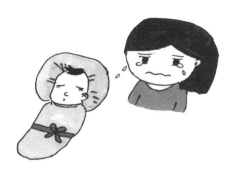

75 产后 42 天检查要做哪些项目？

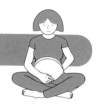

　　产褥期是产妇各系统恢复的关键时期。产后 42 天检查可以了解产妇全身情况，特别是生殖器官的恢复情况。产后 42 天检查包括全身检查和妇科检查。

　　（1）全身检查：测量血压、脉搏，检查血、尿常规，了解哺乳情况，若有内科合并症或产科合并症应做相应检查。

　　（2）妇科检查：主要检查腹部或会阴切口、产后恶露、子宫复旧情况。其中，产褥期子宫变化最大，子宫复旧的主要变化为宫体肌纤维缩复和子宫内膜的再生，同时还有子宫血管变化、子宫下段和宫颈的恢复等。因此，产后 42 天要复查超声查看子宫恢复情况。

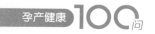

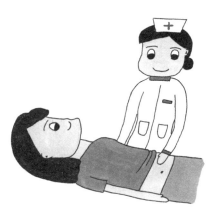

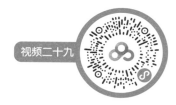

视频二十九

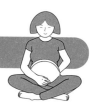

76 产后需要做盆底肌康复吗？

　　怀孕和分娩是导致盆底功能障碍的两大危险因素。原因如下：在怀孕的过程中，日益增大的胎儿带给盆底肌巨大的压力，使盆底肌处在持续受压中而逐渐松弛。身体为了分娩会分泌孕激素和松弛素，这些激素会让我们的肌肉、韧带变得松弛以利于胎儿的娩出；分娩时机械性的牵拉会导致盆底肌过度扩张，胎头的压迫会使盆底肌出现缺血而导致萎缩。产后需要进行盆底功能检测，并根据检测结果由医生制定科学的盆底肌康复方案。

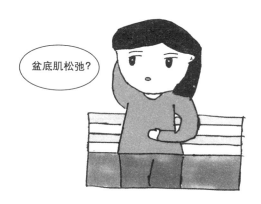

盆底肌松弛？

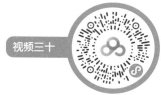

视频三十

 当盆底肌出现问题时会有哪些表现？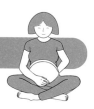

　　盆底肌是封闭骨盆底部的一组重要核心肌群，它像一张吊网一样承托着盆腔内的各个脏器。当盆底肌出现功能障碍时，会出现大笑或运动时的漏尿、性功能障碍、盆腔脏器脱垂、

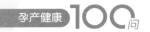
慢性盆腔痛、性功能障碍、大便失禁等问题，因此产妇一定
要关注盆底功能的健康，当出现以上问题时及时就诊。

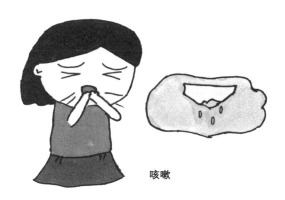

咳嗽

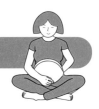

78 盆底肌锻炼，今天你做了吗？

盆底肌锻炼又称凯格尔运动，是指有意识地对以肛提肌
为主的盆底肌肉群，进行自主性的收缩和放松，以加强控制
排尿的能力及盆底肌的力量。

首先我们要准确找到盆底肌。试着收缩阴道和直肠周围
的肌肉，并且努力抬升这些肌肉，或者想象着同时憋住不排
尿和不放屁的那种感觉，或者可以在排尿过程中突然中止，
感觉到运动了哪些肌肉吗？它们就是盆底肌。以下介绍两种

收缩方式，向内、向上收缩盆底肌。

（1）慢收缩：阴道和肛门尽可能收缩 5 ~ 10 秒，持续时间不少于 3 秒，休息 5 ~ 10 秒，反复进行 5 分钟。

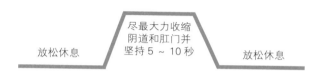

放松休息　　　尽最大力收缩阴道和肛门并坚持 5 ~ 10 秒　　　放松休息

（2）快收缩：阴道和肛门尽最大力量收缩 1 秒，放松 1 ~ 2 秒，5 ~ 10 次后休息 10 秒，反复进行 5 分钟。

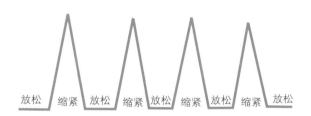

放松　缩紧　放松　缩紧　放松　缩紧　放松　缩紧　放松

以上两种收缩方式可交替进行，保证运动量，每日至少完成 3 组，最多 10 组。6 ~ 8 周为 1 个疗程。一般 4 ~ 6 周可有改善。建议产妇可根据自身情况进行锻炼，持续锻炼至少 3 个月。

（1）盆底肌锻炼不受时间和空间限制，随时随地可以进行。

（2）锻炼前请先排空膀胱。

（3）锻炼时不要屏住呼吸，运动全程照常呼吸。

（4）锻炼时确保收缩正确的肌肉。如果看到腹部、背部、大腿内侧肌肉收缩，那么你还没有找到盆底肌。

（5）当出现不适时，请停止锻炼。

（6）当出现疼痛、不适、出血等问题时，应立即停止并及时就医。

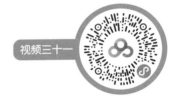

视频三十一

79 产后多久能行"羞羞之事"？

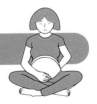

禁锢了近十个月的性欲会在产后的某一刻一触即发，如果不提早做好身心准备，可能会给新妈妈的生活带来一丝苦恼。

恢复性生活时间一般在产后 42 天，经医生复查确定是否可以开始性生活。

产后因激素水平的改变，使产妇阴道黏膜变薄，阴道壁弹性变差，脆性增加，如果性生活动作粗鲁则容易发生阴道裂伤。因此，建议性生活期间男性应该动作轻柔，在性生活前应增加抚摸时间，缓解女性紧张情绪，激发性欲，避免发生阴道裂伤。

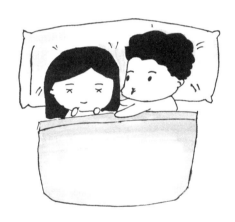

视频三十二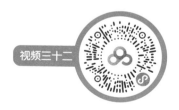

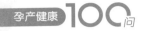

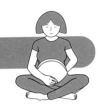

80 产后避孕小知识有哪些？

（1）产后月经没来之前需要避孕吗？首先怀孕和排卵有关，与月经来潮无关。产后排卵恢复时间最短只要 28 天，最长为 6 个多月，并且排卵往往早于月经复潮的时间。因此即使在哺乳期月经未恢复阶段发生性行为仍有可能怀孕，所以产后也要做好避孕，避免在短时间内再次怀孕，造成对身体的伤害。

（2）纯母乳喂养不用避孕是真的吗？产后有一种安全、高效且无须额外避孕措施的避孕方法叫作哺乳期闭经避孕法，但是它作为避孕方式是有非常严苛条件的：①必须在产后 6 个月内；②产后女性还处于闭经状态；③宝宝必须严格进行纯母乳喂养，按需哺乳，未给宝宝添加任何液体（包括水）和辅食。只要一个条件没达到，就要采用其他避孕方法。

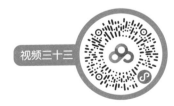

视频三十三

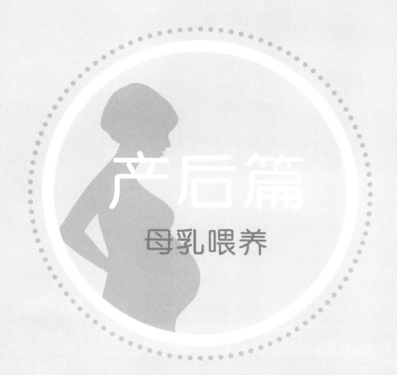

产后篇

母乳喂养

81 母乳喂养的好处有哪些？

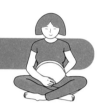

对于宝宝来说，母乳中含乳清蛋白、脂肪酸较多，易于消化吸收。母乳中钙磷比例合适，含铁量甚微，但易于吸收。母乳同时具有较强的抗感染作用。

对于妈妈来讲，母乳喂养可以增进母子感情，促进子宫收缩，预防乳腺癌、卵巢癌、子宫内膜癌的发生；对于家庭来讲，母乳喂养经济方便，还减少人工喂养费用。

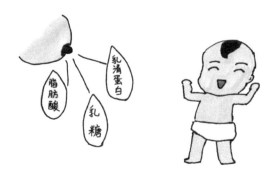

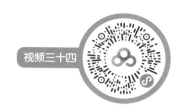

视频三十四

82 如何判断宝宝是否吃饱了？

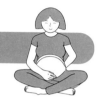

（1）观察宝宝吸吮、吞咽是否有效：宝宝吸吮时大部分乳晕含在嘴里，没有乳汁从嘴角流出，也没有啧啧声，宝宝吸吮慢而深，可看到吞咽的动作，并听到吞咽的声音。吃完奶后宝宝有明显的满足感，松开妈妈的乳头，安静入睡，不再出现哭闹的情况，这时候表示宝宝吃饱了。

（2）观察宝宝排尿的次数：一般情况下如果宝宝吃饱了，出生后第 1 天排尿 1 ~ 2 次，第 2 天 2 ~ 3 次，第 3 天以后 6 次以上且尿色清。

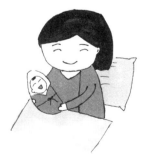

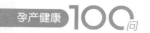
（3）观察宝宝体重增长情况：正常情况下，出生 1 周内有生理性体重下降，1 周后体重每周增长约 150 克以上，满月时体重增长 600 克以上，这就说明宝宝平常吃饱了。

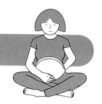

83 哺乳姿势有哪些？

橄榄球式：适用于双胎、宝宝含接困难、妈妈乳腺管阻塞、妈妈喜欢这种体位。

摇篮式：适用于足月宝宝或妈妈喜欢这种体位。

交叉式：适用于非常小的宝宝、患病儿或妈妈喜欢这种体位。

侧卧式：适用于剖宫产术后、顺产后或妈妈喜欢这种体位。

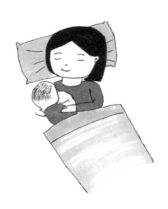

84 如何判断宝宝含乳是否正确？

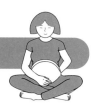

宝宝的下颏贴在妈妈的乳房上，嘴张得很大，将乳头及大部分乳晕含在口中，下唇外翻，舌头呈勺状环绕乳晕，面颊鼓起呈圆形，宝宝口腔上方可见更多的乳晕，宝宝吸吮慢而深，能看或听到吞咽。

85 如何识别宝宝的觅乳信号？

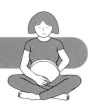

新手妈妈要学会识别宝宝的觅乳信号，进行哺乳。包括早期觅乳信号：如舔嘴唇、咂嘴唇等；中期觅乳信号：烦躁不安、吸吮手指等；晚期觅乳信号：大哭等。

宝宝快速动眼（眼球动作增加）、舔嘴唇、咂嘴唇、伸出舌头、寻找乳房、有吸吮动作、睡觉不安稳等，这些活动就代表宝宝饿了，要给宝宝哺乳了。宝宝哭通常是饥饿的最终信号，必须先安抚宝宝，让其平静后才能哺乳，以防呛奶。

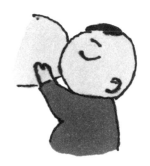

86 如何避免乳头疼痛？

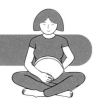

乳头疼痛最常见的原因是含接不良。如果妈妈在宝宝吸吮时感觉乳头疼痛，可将小拇指从宝宝嘴角放入口中，使宝宝松开乳头重新含接（将乳头及大部分乳晕含在口中），注意不可将乳房从宝宝口中硬行拔出。

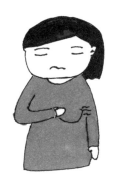

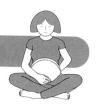

87 预防乳头皲裂有哪些方法？

孕期乳头保养：孕期即开始对乳头清洁护理，每天用肥皂水和清水清洗乳头和乳晕，以洗去皮脂腺分泌物，并增强皮肤耐擦力。乳头内陷者，可用两手拇指从不同角度按乳头两侧并向周围牵拉，每日 1 ~ 2 次。乳头平坦、过小者，可在妊娠 8 个月后在医生指导下进行纠正。

掌握哺乳技巧：每次哺乳前可湿热敷乳房和乳头 3 ~ 5 分钟，使乳晕变软易被宝宝含吮。哺乳应取舒适、正确的姿势，哺乳中可交替改变抱婴位置，使吸吮力分散在乳头和乳晕四周。

注意宝宝口腔卫生：若宝宝口腔及口唇发生口腔炎、鹅口疮等感染，应及时治疗。在此期间为防止乳腺继发感染，可暂停母乳喂养 24 小时。

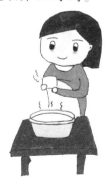

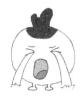

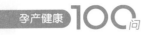

哺乳结束后，若宝宝仍紧含乳头，可用食指轻轻按压宝宝下颏，温和地中断吸吮，拔出乳头。乳汁含有丰富的蛋白质和抗体，有抑菌和促进表皮修复的作用，哺乳后可挤出少许涂抹在乳头和乳晕上，待干。

88 乳头皲裂该怎么办？

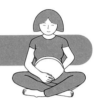

造成乳头皲裂的主要原因是宝宝含接姿势不良。发生皲裂后，若症状较轻，可以先喂健侧乳房，再喂患侧。喂奶结束后，妈妈用食指轻轻向下按压宝宝下颏，避免在口腔负压下拉出乳头而引起局部疼痛或皮肤损伤。此外，妈妈可以将乳汁收集在一个清洁容器中，用小勺喂宝宝，每3小时1次，直至好转。每次哺乳后，再挤出多余的奶涂在皲裂的乳头、乳晕上，并将乳房暴露在新鲜的空气中，使乳头干燥，这样有利于伤口愈合。

89 乙肝"大三阳"的宝妈能母乳喂养吗？

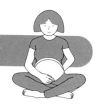

《乙型肝炎病毒母婴传播预防临床指南（2020）》明确指出，母乳喂养不会增加额外的乙型肝炎（简称为乙肝）病毒母婴传播的风险，应该鼓励母乳喂养。证据表明，母乳喂养的宝宝和人工喂养的宝宝乙肝病毒的感染率没有明显差异。

接种乙肝疫苗是预防乙肝的最有效方法。新生儿于第0、1、6个月注射乙肝免疫球蛋白和乙肝疫苗，实行联合免疫下，可以实施母乳喂养。

如果妈妈乳头破裂出血或宝宝口腔溃疡，应暂停母乳喂养，待伤口愈合再进行母乳喂养。

90 妈妈感冒发烧了，可以继续母乳喂养吗？

可以母乳喂养。

无论是流感还是普通感冒都是上呼吸道的急性疾病，大部分都是由病毒引起的。等到妈妈开始出现如发烧、流鼻涕、腹泻、咳嗽或呕吐等症状时，病毒可能已通过飞沫或接触等

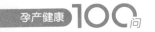

途径传染给宝宝了。此时若突然停止哺乳并不是正确的选择，因为病毒侵入人体后会产生抗体，抗体存在于血液、乳汁中，此时继续哺乳，乳汁中的免疫物质反而能保护宝宝。

患病妈妈应加强个人卫生，喂奶前充分洗手，佩戴口罩，摄入充足的水分。

 如何应对生理性奶涨？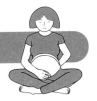

预防很重要，早接触早吸吮、按需哺乳、拒绝奶瓶奶粉，宝宝是最好的开奶师，让宝宝频繁吸吮乳房。

我们也可以采用以下方法，宝宝吸吮乳房前或挤奶前采用以下方法刺激射乳反射。

（1）让妈妈喝些热饮。

（2）用毛巾热敷乳房小于5分钟。

（3）轻轻拍打或按摩乳房，使乳房处于放松的状态。

（4）情绪放松。

（5）挤奶后冷敷乳房以减轻水肿。

（6）饮食清淡少油腻，避免过多猪蹄汤、鱼汤的摄入。

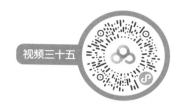

视频三十五

92 手挤奶的正确方法是什么？

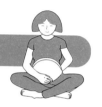

　　手挤奶的方法：准备好储乳容器，妈妈彻底洗净双手，选择舒适的坐姿或站姿，刺激射乳反射，将容器靠近乳房，把拇指及食指放在距乳头根部2厘米处，两指相对，其他手指托住乳房，用拇指及食指向胸壁方向轻轻下压，不可压得太深，否则可能导致乳腺导管阻塞，压力应作用在拇指及食指间乳晕下方的乳房组织上，反复压、挤、松，从各个方向

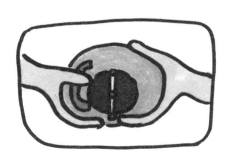

大拇指和食指摆放呈"C"形

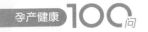

按照同样方法按压乳晕，使乳房内每一个乳腺管的乳汁都被挤出，注意不要挤压乳头，因为挤压乳头不会有乳汁流出。一侧乳房至少挤压 3 ~ 5 分钟，待乳汁少了，换到另一侧乳房，如此反复数次，持续时间以 20 ~ 30 分钟为宜。在分娩后的最初几天，泌乳量少，挤奶时间更应相对延长。

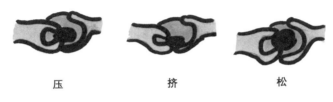

压　　　　　挤　　　　　松

重复压、挤、松

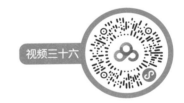

视频三十六

产后篇

新生儿护理

93 新生儿的这些现象正常吗？

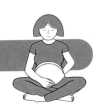

乳房肿大：出生以后，因为母体激素还会在新生儿体内存留一段时间，所以有的新生儿的乳房肿大，甚至还可以分泌乳汁。出生后1～2周，新生儿体内的激素水平逐渐降低，最后全部排出体外，乳房肿大的现象也就自然消失了。

粟粒疹：是多见于鼻尖、鼻翼或面部的黄白色小点，大小约1毫米。因受母体雄激素作用而造成皮脂腺分泌旺盛所致，部分新生儿乳晕周围及外生殖器部位也可见此类皮疹。一般在出生后4～6个月时可自行吸收，不宜挤压，以免引起局部感染。

马牙：是牙齿发育过程中的残余上皮。主要出现在婴儿时期，表现为牙龈上的白色颗粒，多数在出生几个月后就慢慢消失，正常情况下，马牙不会引起不适症状，而且经过一段时间会自行脱落，无须进行处理。

蒙古斑：是真皮层黑素细胞所致，可发生于身体的任何部位。蒙古斑多为先天性，并且会自然消退。

尿酸盐结晶：因新生儿生长发育尚不完善，泌尿系统浓缩及稀释功能不成熟，摄入液体量少而尿酸盐含量高，则易出现粉红色尿液，常见于喂养不足的新生儿。通过增加喂养频率可改善症状。

生理性黄疸：常表现为巩膜、皮肤发黄。一般会在出生后 2 ~ 3 天出现，4 ~ 5 天达到高峰，5 ~ 7 天开始消退，通常不超过 2 周，不需要进行治疗。

生理性黄疸

乳房肿大　　　粟粒疹　　　马牙　　　蒙古斑　　尿酸盐结晶

视频三十七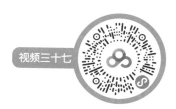

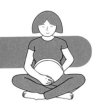

94 新生儿如何晒太阳？

新生儿应经常晒太阳，因为日光中的紫外线能促使皮肤中的 7- 脱氢胆固醇转变为维生素 D，促进钙磷的吸收和利用，维持骨骼健康，预防婴儿佝偻病的发生。此外，日光中的红外线可促进皮肤中的血管扩张，使血液循环加速，增强新生儿的心肺功能。

合理的措施如下：

（1）早晚各半小时，避开强阳光直射，以免晒伤皮肤。

（2）避免眼睛与生殖器直接被光照射。

（3）窗户打开，不要隔着玻璃窗晒太阳，会影响效果。同时关闭门，以免房间里对流通风，引起新生儿着凉。

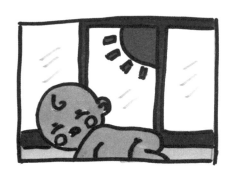

如何保护"脐带君"？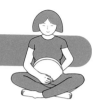

　　大部分新生儿的脐带残端会在出生 1 ~ 2 周后自然脱落。在这期间我们应该每天观察脐根部及脐带残端有无红肿、渗血、渗液，有无特殊气味及脓性分泌物等感染征象。

　　若无感染征象，每次洗澡后只需要用干棉签拭干脐窝中的水分，让脐带残端暴露在空气中，保持脐部清洁、干燥，以促进脐带残端脱落。无须使用消毒剂消毒脐带残端，更不要在脐带残端上覆盖纱布或纸尿裤等物品。

　　若脐部出现红肿或脓性分泌物等感染症状，可以每天用复合碘消毒棉签消毒感染部位 2 次。消毒时先消毒脐带的根部，再消毒脐带，接着再消毒脐周 2 厘米范围的皮肤，再取一根消毒棉签重复上述动作，消毒范围小于第一次消毒范围。如果感染症状没有好转或脐部有活动性出血，请一定要及时就医。

拭干腋窝　　　　暴露脐部　　　　消毒脐部

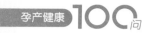
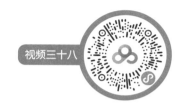

视频三十八

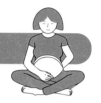

96 如何给新生儿沐浴？

　　新生儿沐浴主要是为了清洁皮肤，促进血液循环，增加身体的舒适性，预防尿布疹和脐部感染，促进新生儿四肢活动，每次沐浴也是为新生儿做一次全身体格检查。

　　沐浴的频率和时间根据每个新生儿的个体需要来确定，同时还要结合不同季节和环境等因素综合考虑，通常情况下，每天或隔天进行一次即可。

　　沐浴时，室温保持在 26 ~ 28℃，水温控制在 38 ~ 40℃，在喂奶前或喂奶后 1 小时进行沐浴，沐浴时间小于 10 分钟。洗浴时动作轻柔，注意保暖和安全，防止烫伤，肚脐、五官不得进水，若水进入耳内，应使用干棉签吸干。宜使用婴儿专用的无泪配方、中性或弱酸性的沐浴液，沐浴后必须使用润肤露保持肌肤湿润。

　　淋浴步骤如下：

　　第 1 步：脱下新生儿衣物，包裹浴巾，有条件的情况下进行称重，用手腕内侧测试水温。

第2步：洗脸。将小毛巾浸湿后拧干，折叠两次，分别用毛巾的四个角擦拭眼睛、鼻子、嘴及前额、两颊和下颏。擦洗新生儿眼睛时应由眼角向眼尾擦拭。

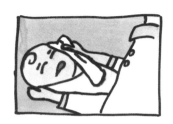

擦拭脸部

第3步：洗头部。抱起，用肘关节夹住新生儿的身体，并托稳头颈部，用大拇指及中指堵住新生儿双耳孔，取适量新生儿沐浴露，打泡后涂抹于新生儿头部，轻柔按摩头部，用清水洗净，擦干。

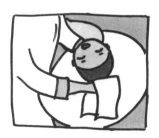

洗头部

第4步：清洗上半身。将新生儿头部枕于操作者左前臂，手置于新生儿腋下，按顺序清洗：颈部—胸部—腹部—腋下—上肢。

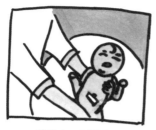
清洗上、下半身

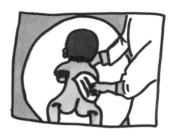
清洗背面

第 5 步：清洗背部。右手托住新生儿的腋下，让新生儿趴在操作者右手腕上，清洗新生儿的背部。

第 6 步：清洗下半身。让新生儿继续枕于操作者左前臂，按顺序清洗：下肢—腹股沟—会阴—臀部。

第 7 步：洗完后放置在备好的浴巾上，擦干全身，注意保暖。

第 8 步：脐部护理。

第 9 步：臀部护理。

第 10 步：护肤，根据皮肤评估情况，以及季节、地域和环境温、湿度合理使用润肤露（在沐浴后即刻涂抹，5 分钟内完成润肤过程）。

第 11 步：移开浴巾，穿上衣服，按需进行耳、鼻清洁。

视频三十九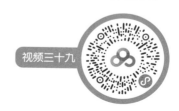

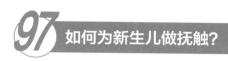

97 如何为新生儿做抚触?

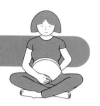

新生儿抚触是指通过触摸新生儿的皮肤和机体，刺激皮肤感受器上传到中枢神经系统，促进新生儿身心健康发育的科学育婴方法。新生儿抚触好处多多，既可以促进新生儿消化道吸收体重增长和智力发育，促进呼吸循环，增强免疫力，减少哭闹，改善睡眠节律，还能增进母婴感情，满足新生儿情感需求。

新生儿抚触前，做好准备，室温保持在 26 ~ 28℃，准备好毛巾、婴儿润肤油、尿布。操作者要取下手上的饰物，剪短指甲。选择在新生儿沐浴后、午睡或晚上睡觉前，两次喂奶之间，清醒、不疲劳、不过饱、不饥饿、不烦躁时。每天抚触 1 ~ 2 次，每次 10 ~ 15 分钟。

给新生儿做面部抚触，可以帮助新生儿舒缓面部肌肉，促进新生儿大脑和面部的发育。清洁双手后我们先倒一些润肤油在手心，轻轻揉搓，温暖掌心。

首先将双手拇指放在眉毛上方，其余四指放在新生儿耳后两旁，固定新生儿头部。沿着眉骨方向水平抚摸至太阳穴。动作轻柔，重复 5 ~ 8 次。然后是下颏到耳垂的方向，让新生儿嘴巴形成微笑，重复 5 ~ 8 次。抚触过程中可以和新生儿进行积极的交流。

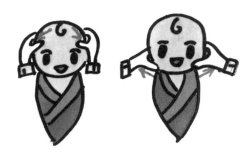

面部抚触

给新生儿做胸部和腹部抚触时，要注意两点：一是避开新生儿乳头，二是避开新生儿脐部。具体步骤：双手放在新生儿两侧肋骨边缘，左右手交叉划向肩部，重复 5 ~ 8 次，注意避开新生儿的乳头。

避开乳头
避开脐部

腹部抚触

腹部抚触有利于新生儿胃肠活动，围绕新生儿肚脐，左手画圆右手画半圆，像打太极一样重复 5 ~ 8 次，一定要注意避开新生儿的肚脐。

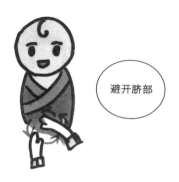

避开脐部

　　给新生儿做四肢抚触时，要注意新生儿腹部保暖，由上臂到手腕来回揉捏，像卷麻花一样揉捏新生儿的胳膊，重复5～8次，用手指按摩新生儿的手掌，放松新生儿手指。然后换另一只手重复动作。腿部抚触和手部抚触方法一样，也是用卷麻花的方式放松小腿，重复5～8次，然后用两手大拇指按摩新生儿的脚底，放松新生儿脚指。

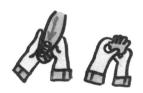

上肢抚触

下肢抚触

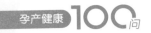

给新生儿做背部抚触时，两只手从上向下滑，按摩新生儿的背部用"八"字分法，从宝宝的脊柱向两侧按摩，从上往下，划过宝宝的臀部，重复5~8次，抚触过程中一定要注意观察新生儿的状态。

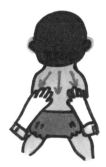

背部抚触

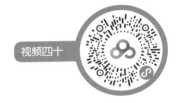

视频四十

98 新生儿免疫接种的注意事项有哪些？

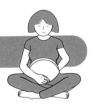

新生儿免疫接种是指在新生儿出生后，按照免疫接种程序，通过接种疫苗预防疾病。疫苗接种可激活新生儿免疫系统，

刺激机体产生相应抗体，从而达到预防相应疾病的作用。新生儿出生后接种的疫苗分为免疫规划疫苗（一类疫苗）和非免疫规划疫苗（二类疫苗）。免疫规划疫苗是由政府免费向公民提供、没有特殊情况的儿童必须接种的疫苗；非免疫规划疫苗是个人付费、自愿选择接种的疫苗，是对免费疫苗的有力补充，可以给孩子提供更加广泛的保护。

附 儿童免疫接种注意事项

（1）免疫接种需要准确及时，避免发生漏种、重种。

（2）有明确过敏史的儿童禁止接种破伤风类毒素、麻疹疫苗（特别是鸡蛋过敏者）、脊髓灰质炎疫苗（牛奶或奶制品过敏）等。

（3）免疫接种作为异物的免疫制剂进入儿童体内，可能引起不同程度的不适，多数是轻微的局部和／或全身反应，无须特殊处理，注意适当休息和饮水即可。局部反应较重时，可用干热毛巾热敷；全身反应可对症处理。如局部红肿继续扩大，高热持续不退，应到医院诊治。

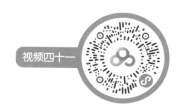

视频四十一

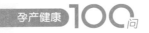

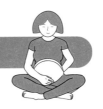

99 新生儿吐奶该怎么办？

　　新生儿吐奶时家长千万不要紧张，更不能把新生儿竖抱起来，这样新生儿会有窒息的危险。

　　首先，我们要观察新生儿吐奶后呛奶的程度，若轻微呛咳，面色没有改变，可使新生儿侧卧，空心拳轻拍新生儿的背部，直至新生儿把奶吐出来，同时清理掉新生儿口鼻腔里的奶液。如果新生儿面色转红润，而且哭声响亮，说明新生儿呛到的奶都排出来了。

侧身

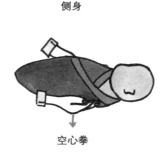

空心拳

　　如果新生儿吐奶后出现了面色青紫，有明显的呼吸困难，我们要先给新生儿做急救措施，首先我们用左手的虎口托住新生儿的下颏，确保新生儿安全地骑跨在我们的前臂上，使新生儿处于一个头低脚高俯卧位的状态，在双侧肩胛骨连线的位置进行快速地连续叩击，并及时把新生儿送至医院。

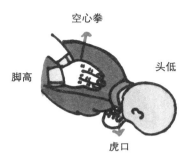

空心拳

头低

脚高

虎口

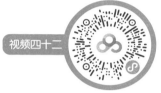

视频四十二

100 如何为新生儿做排气操？

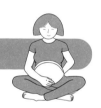

做排气操可以缓解新生儿肠胀气、攒肚及消化不良等肠道问题。

第1步："推心置腹"。两手交替向下轻抚，以8拍为一组，做两组。做的时候要注意避开乳头、乳晕。

第2步："乾坤大挪移"。以新生儿的肚脐为中心做顺时针的按摩，但要注意避开新生儿的肚脐，也需要做一个8拍的动作。

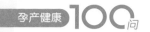
第3步：碰膝法。用新生儿的右手碰左膝关节，左手碰右膝关节，也需要做一个8拍的动作。

第4步：蹬单车法。就是两个手握住新生儿的脚或膝关节，进行蹬车的动作，也需要做一个8拍的动作。

第5步：扭扭小屁股，做完排气操，我们可以让新生儿多趴一下，帮新生儿的背部放松一下。

（1）新生儿排气操应在适宜的温度及环境下进行，以免宝宝腹部受凉导致腹痛、腹泻。

（2）将新生儿放在柔软的床垫上，做排气操需与进食间隔1小时左右，避免呕吐发生。

（3）做排气操动作宜轻柔，需要注意宝宝状态，如果出现哭闹及痛苦表情，应立即停止。

（4）注意观察新生儿排气、排便的情况。

视频四十三

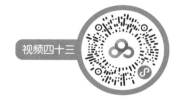

参考文献

［1］陈丽敏.硫酸镁湿敷联合红外线理疗治疗会阴水肿疗效观察的护理体会[J]. 世界最新医学信息文摘（连续型电子期刊），2020,20(73):280-281.

［2］崔焱，仰曙芬，张玉侠，等.儿科护理学［M］.6 版.北京：人民卫生出版社，2017.

［3］广东省护理学会.新生儿居家皮肤护理技术规范：T/GDNAS 010-2022[S/OL].[2023-12-20].https://www.waitang.com/report/388035.html.

［4］国家卫生健康委员会.国家免疫规范疫苗儿童免疫程序及说明（2021年版）［EB/OL］.[2023-12-20].http://www.nhc.gov.cn/cms-search/downFiles/7559f978e6be4ec585a9a1fe0d9224f6.pdf.

［5］国家卫生健康委员会.母婴健康素养——基本知识与技能（试行）[EB/OL].[2023-12-20]. http://www.nhc.gov.cn/wjw/gfxwj/201304/6d2dd1401b274173b62809c54799be1d.shtml.

［6］胡琳莉，黄国宁，孙海翔，等.促排卵药物使用规范[J].生殖医学杂志，2017,26(4):302.

［7］金庆跃.助产综合实训[M].北京：人民卫生出版社,2019.

［8］刘志强，徐振东.分娩镇痛理论与实践[M].上海：上海科学技术出版社，2023.

［9］庞晓颖，廖碧珍.孕妇性功能与性认识现状及影响因素研究[J].护理学杂志，2018,33(23):25-28.

［10］《妊娠和产后甲状腺疾病诊治指南》（第 2 版）编撰委员会，中华医学会内分泌学分会，中华医学会围产医学分会.妊娠和产后甲状腺疾病诊治指南（第 2 版）[J].中华内分泌代谢杂志，2019,35(8):636.

［11］上海市卫生健康委员会.上海市孕产妇保健工作规范[EB/OL].[2023-12-20].https://www.shqp.gov.cn/wsjkw/wsjkw/upload/202004/0424_141127_910.pdf.

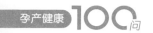

［12］围受孕期增补叶酸预防神经管缺陷指南工作组.围受孕期增补叶酸预防神经管缺陷指南（2017）[J].中国生育健康杂志，2017,28(5):401-410.

［13］谢幸，孙北华，段涛，等.妇产科学[M].9版.北京：人民卫生出版社，2018.

［14］郑勤田.妇产科手册[M].2版.北京：人民卫生出版社，2022.

［15］中国营养学会.产褥期妇女膳食指导：T/CNSS 014-2022[S].北京：中国营养学会，2022.

［16］中国营养学会膳食指南修订专家委员会妇幼人群膳食指南修订专家组.孕期妇女膳食指南[J].中华围产医学杂志，2016,19(9):641-648.

［17］中华医学会妇产科学分会产科学组.妊娠期及产褥期静脉血栓栓塞症预防和诊治专家共识[J].中华妇产科杂志，2021,56(4):236-243.

［18］中华医学会围产医学分会.备孕、妊娠和哺乳期妇女新型冠状病毒疫苗接种的专家建议[J].中华围产医学杂志，2022,25(1):13-17.

［19］竺珂瑜，官慧敏.我国助产士门诊发展研究进展[J].全科护理，2022,20(34):4797-4800.

［20］O'Dwyer M.孕产期盆底保健核心手册：给妈妈的全程呵护［M］.朱兰，译.北京：人民卫生出版社，2018.

［21］The American College of Obstetricians and Gynecologists. FAQs:A Partners Guide to PregnancyI[OL].[2017-03-25]. https://www.acog.org/womens-health/faqs/a-partners-guide-to-pregnancy.